BODYBUILDING

AUMENTA LA TUA MASSA MUSCOLARE, BRUCIA GRASSO VELOCEMENTE E RAGGIUNGI LA FORMA FISICA PERFETTA. INCLUDE SCHEDE DI ALLENAMENTO, ESERCIZI ILLUSTRATI E 3 BONUS ESCLUSIVI

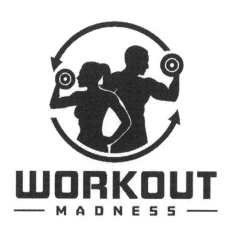

© Copyright 2023, Workout Madness

Tutti i diritti riservati.

Illustrazioni nel testo a cura di:
© *Enrico Vanni*
© *Lioputra - stock.adobe.com.*

Nessuna parte di questa creazione può essere copiata, dispersa o trasmessa in qualsiasi struttura o con qualsiasi metodo, inclusa la fotocopia, la registrazione o altre tecniche elettroniche o meccaniche, senza il previo consenso dell'editore, oltre che per brevi riferimenti esemplificati in studi e altri specifici usi non commerciali consentiti dalla legge sul diritto d'autore. Per l'approvazione, richiedere direttamente dell'editore. La diffusione di questo libro senza il previo consenso dell'editore è illegale.

Indice

INTRODUZIONE 9

1 - INTRODUZIONE AL BODY-BUILDING 11
    Prima di iniziare 11
        Stereotipi e miti 11
        Raccomandazioni utili 13
    Il ruolo della genetica 17
        Cos'è la genetica? 17
        La dimensione delle ossa 18
        Il numero di cellule muscolari 18
        Gli ormoni 19
        In conclusione 19
    Diversi corpi e strutture 20
        Soggetti ectomorfi 20
        Soggetti endomorfi 21
        I soggetti mesomorfi 21
        A quale gruppo appartieni? 22

2 - RISCALDAMENTO E DOMS 23
    Impostare il riscaldamento 23
        Fase uno 24
        Fase due 24
        Fase tre 24
    Lo stretching 25
        Cosa allungare 25
        Benefici dello stretching 26
        Quando fare stretching 27
        Tipologie di stretching 28
        Esercizi di stretching 29
    I doms 32
        Cosa sono 32
        Possibili soluzioni 33

3 - LE RIPETIZIONI 35
    Il numero di ripetizioni 35
        Tre range di ripetizioni 36
        L'importanza della tecnica 36
    Tecniche avanzate 37
        Ripetizioni forzate 38
        Ripetizioni parziali 38
        Ripetizioni ultra lente 38
        Ripetizioni ultra veloci 39

  Ripetizioni negative...39
  Rest-pause...40

4 - LE SERIE 41
 Approcci diversi 41
  Allenamento ad alta intensità 41
  Allenamento classico o multi-set..42
  Esiste un approccio migliore?..42
  Quanto riposo tra le serie?...42
 Tipologie di serie..42
  Serie classica...43
  Serie piramidali..43
  Mezzi piramidali: serie ascendenti e discendenti..43
  Drop-set o stripping..44
  Serie 21...44
  Pre-esaurimento..45
  Superset..45
  Triset..47
  Giant set..48
  Limiti di triset e giant set...49
  Set estesi...49
  10 serie da 10 51

5 - LA TENSIONE MECCANICA 53
 Il carico..53
  Il ruolo della velocità di esecuzione..54
  Tempo (T.U.T.)...54
  La corretta respirazione...55
  Allenamento a cedimento 56
  Principi per la crescita muscolare...56
  L'ordine degli esercizi..57
  Specializzazione..57

6 - FREQUENZA E SPLIT SETTIMANALE...59
 La frequenza di allenamento..59
  Migliorare il recupero..59
 Split di allenamento...60
  Whole body — 3 volte a settimana 60
  Upper — lower — 4 volte a settimana 61
  Split su due settimane...61
  Split su 6 giorni 61
  Split su singolo gruppo muscolare..62
  Quanto deve durare un allenamento?..62
 Il sovrallenamento..63
  Riconoscere il sovrallenamento...63
  Evitare il sovrallenamento..64

7 - ESERCIZI DI BODYBUILDING..65
  Setting scapolare..65
  Retroversione e antiversione del bacino..66

- Addominali 66
  - Crunches 66
  - Crunch inversi 67
  - Crunches con la swiss-ball 68
  - Passaggi con la palla medica 68
  - Russian twist 69
  - Sollevamento delle gambe 70
  - Sollevamento delle gambe da sdraiato 70
  - Sit-up alla panca romana 71
  - Crunches al cavo 72
- Quadricipiti 73
  - Squat 73
  - Squat alla smith-machine 74
  - Leg-press 75
  - Hack-squat 76
  - Leg-extension 77
  - Sissy squat 78
  - Affondi 79
- Femorali 80
  - Leg curl da sdraiato 80
  - Leg curl da seduto 80
  - Deadlift a gambe tese 81
- Polpacci 82
  - Sollevamento dei polpacci in piedi 82
  - Distensioni alla leg-press 83
  - Sollevamento dei polpacci da seduto 84
- Petto 85
  - Panca piana 85
  - Distensioni su panca inclinata 30° 86
  - Distensioni alla smith-machine 87
  - Distensioni con manubri 88
  - Chest-fly 89
  - Croci ai cavi 89
  - Pec-deck 90
- Dorso 91
  - Trazioni 91
  - Lat machine 92
  - Rematore con bilanciere 93
  - Rematore con barra a t 94
  - Pulley 94
  - Rematore con manubrio 95
  - Pushdown 96
  - Pullover con manubri 97
- Deltoidi 98
  - Military press 98
  - Shrugs con bilanciere 99
  - Alzate frontali 99
  - Alzate laterali con manubri 100

- Shoulder machine 101
- Rear delt fly 102
- Pec-deck inverso 103

Tricipiti 104
- Pushdown 104
- Estensioni unilaterali con manubrio 104
- Skull-crushers 105
- Dips 106
- Dips su panca 107
- French press al cavo 108

Bicipiti 109
- Bicep curl in piedi 109
- Preacher curls 110
- Bicep curls su panca 45° 110
- Concentration curls unilaterali 111
- Bicep curl al cavo 112
- Trazioni presa inversa 113

8 - SCHEDE DI ALLENAMENTO 115

Creare la tua routine di allenamento 115
- 1. Decidi i tuoi obiettivi 115
- 2. Pianifica gli allenamenti 115
- 3. Crea il tuo piano di allenamento 116
- 4. Decidi le serie 116
- 5. Scegli gli esercizi 117
- 6. Programma a lungo termine 117

Routine per principianti 119
- Split 1 119
- Split 2 121
- Split 3 123

Routine per intermedi 125
- Split 1 125
- Split 2 126
- Split 3 127

Routine per avanzati 128
- Split 1 (4 allenamenti a settimana) 128
- Split 2 (4 allenamenti a settimana) 129
- Split 3 (6 allenamenti a settimana) 130

CONCLUSIONE 133

Caro lettore, prima di tutto ti ringraziamo di cuore per aver scelto di leggere questo libro. Qui troverai tutte le spiegazioni e le informazioni di cui hai bisogno per approcciarti al Bodybuilding e iniziare il tuo percorso nel magnifico mondo del fitness a corpo libero.

Nelle pagine successive troverai conoscenze teoriche e spiegazioni pratica per eseguire un amplissimo range di esercizi, da quelli più adatti ai principianti a quelli perfetti per dei ginnasti avanzati, senza tralasciare i livelli intermedi per riuscire a progredire in modo organico e naturale dal livello base a quello più avanzato.

La prima parte del libro tratterà degli aspetti più teorici del Bodybuilding: storia, benefici, effetti sul corpo, filosofia d'allenamento, ecc. Ciononostante, la parte più corposa del libro si compone della descrizione degli esercizi. Per ciascuno di essi troverai una spiegazione scritta e delle immagini esplicative. In ultimo, ti proponiamo delle schede d'allenamento suddivise per difficoltà e soggetto del focus d'allenamento (forza, ipertrofia, ecc.). Queste schede ti aiuteranno a muovere i primi passi nel Bodybuilding e saranno un utile aiuto per imparare a orientarti e a comprendere come un allenamento efficace ed efficiente dovrebbe essere strutturato.

Inoltre, per ringraziarti dell'acquisto, ti offriamo delle schede omaggio extra con cui potrai subito metterti alla prova una volta letto il libro. Questo omaggio è dedicato solamente ai lettori di questo libro.

Oltre alle schede extra di allenamento ti daremo dei preziosi consigli che ti aiuteranno a migliorare le tue abilità e la tua forma fisica.

Scansiona il QR code che trovi qui di seguito per accedere al tuo bonus e per rimanere sempre aggiornato sul mondo del fitness!

Il bonus comprende:
- I 6 consigli per rivoluzionare completamente la tua forma fisica e iniziare ad ottenere risultati concreti;
- Video delle corrette esecuzioni degli esercizi;
- Scheda di allenamento personalizzabile con progressione inclusa di 12-24 settimane;
- Come abbinare l'alimentazione in base ai vari periodi di allenamento (forza, massa, definizione);
- Lista delle variabili dell'allenamento e come progredire in ciascuna di esse.

Prenditi due minuti e fai la registrazione così possiamo iniziare subito ad avventurarci in questo percorso fitness fatto di obbiettivi e di risultati.

Detto ciò, ti lasciamo alla lettura del libro, sperando che le informazioni ti siano utili per intraprendere il tuo percorso di miglioramento psico-fisico, come lo è stato per tante altre persone.

Buona lettura

INTRODUZIONE

Ad oggi è ancora difficile determinare il momento esatto in cui il bodybuilding è diventato uno sport. Probabilmente, ponendo questa domanda a tre bodybuilder diversi, si avranno tre risposte completamente differenti.

Prima di tuffarci nel cuore di ciò che rende questo sport così affascinante, cerchiamo di comprendere le sue origini e la sua evoluzione che da sempre ha accompagnato la storia degli esseri umani.

Molti storici del bodybuilding consigliano di porre l'attenzione sulle popolazioni degli antichi greci e degli antichi romani per comprendere a pieno questo sport. Quasi sicuramente anche tu avrai visto il famoso film "Il Gladiatore" con Russel Crowe in cui, oltre alle vicende che si susseguono, uno dei temi alla base del film è l'abilità fisica del gladiatore. Il Colosseo, infatti, non era un posto adatto alle persone miti o poco atletiche poiché la vita dei gladiatori dipendeva completamente dalla loro condizione fisica e dalla loro capacità di gestire le armi a loro disposizione.

Anche gli antichi greci, seppur con un approccio meno violento, avevano in grande considerazione lo sviluppo muscolare. Questi ultimi, invece di uccidersi l'un l'altro per il divertimento delle persone più agiate, enfatizzavano la competizione amichevole tra gli Stati vicini: piuttosto che lanciare una lancia per uccidere un leone o un avversario, i greci misuravano la distanza a cui quella lancia poteva essere scagliata.

Nonostante questi ideali sportivi siano stati abbandonati per migliaia di anni, a fine '800 l'attenzione per queste abilità fu riportato in auge grazie al ritorno delle Olimpiadi moderne.

Una delle fasi più importanti nello sviluppo fisico dell'uomo ebbe luogo a metà del 1800, con l'inizio della Rivoluzione Industriale.

Nonostante i suoi numerosi benefici sociali, questo epocale cambiamento causò diversi problemi di salute, tra cui il sovraffollamento e l'inquinamento estremo.

Un gruppo di individui, i Culturisti Fisici, riconobbero i pericoli di queste nuove tecnologie e decisero di attivarsi per migliorare il benessere della popolazione. Questi visionari, precursori dei moderni lifestyle-coach, si dedicarono a promuovere uno stile di vita, un'alimentazione e un regime di allenamento che potesse promuovere un corpo in salute. Nello specifico, il loro modello di riferimento fu Eugen Sandow che, a differenza della maggior parte degli uomini di quel tempo, era dedito alla cura dell'aspetto fisico, della salute e all'allenamento della forza.

Fu così che il moderno bodybuilding iniziò a diventare sempre più popolare e a sviluppare tutte le declinazioni che oggi conosciamo.

Nel corso dei decenni, infatti, questo sport ha acquisito sempre più rilievo grazie alla sua capacità di sviluppare la massa muscolare e ottenere un fisico definito, attraente e in salute. Inoltre, anni di studi e di allenamenti intensi ci hanno permesso di arrivare ai giorni nostri con una grande consapevolezza di quali sono le strategie, le tecniche e gli esercizi utili ad ottenere il meglio dal nostro corpo senza danneggiarlo o sottoporlo a sforzi eccessivi.

Questo libro si sviluppa proprio su tutte le informazioni e le evidenze scientifiche emerse nei tanti anni di ricerca e allenamento, presentandole in modo pratico e facilmente applicabile da chiunque voglia approcciarsi a questo meraviglioso sport in modo più consapevole.

Che il tuo obiettivo sia quello di aumentare la massa, definire il tuo corpo, capire come impostare la tua split di allenamento o semplicemente approfondire gli esercizi più adatti ad ogni distretto muscolare, in questo manuale troverai tutto ciò che ti serve per entrare in palestra e ottenere il fisico dei tuoi sogni senza commettere errori o perdere tempo seguendo piani di allenamento frutto del marketing e senza alcun fondamento scientifico.

Nelle prime pagine di questo manuale ci dedicheremo alle basi del body-building, ai suoi benefici e agli esercizi più utili per ogni distretto muscolare. In questi ultimi troverai anche qualche consiglio per percepire meglio il muscolo target e rendere più efficace la tua sessione di allenamento.

Nella seconda parte, invece, ci concentreremo maggiormente sull'impostazione di una scheda di allenamento, sui principi cardine e sul giusto inserimento di tecniche di intensità per stimolare al meglio l'ipertrofia muscolare.

Infine, nelle ultime pagine, troverai degli esempi di split settimanale che potrai testare e adattare in base alle tue necessità.

Poiché si tratta di un libro pensato per tutti gli appassionati di bodybuilding, dai neofiti ai più esperti, sentiti libero di leggere questo manuale nell'ordine che preferisci o in base a quali sono le tue priorità di allenamento e ai tuoi obiettivi: ogni capitolo può essere consultato separatamente per trovare spunti ed idee da inserire nelle tue schede di allenamento.

1
INTRODUZIONE AL BODY-BUILDING

Anche se non riceve la stessa copertura mediatica di altri sport tradizionali come il calcio o il basket, il bodybuilding è a tutti gli effetti uno sport. Per esempio, se confrontiamo il bodybuilding con altri sporto come l'atletica o il pattinaggio artistico, noteremo che i concorrenti in tutti e tre gli sport si allenano duramente, si esibiscono in pose e routine accompagnate da musica e, durante la competizione, mostrano alla giuria dei movimenti obbligatori. Infine, la classica e i piazzamenti sono determinati da una giuria in tutti questi sport. Da quest'analisi è chiaro che sono piuttosto simili nell'organizzazione, nell'allenamento e anche nella competizione.

Ci è voluto molto tempo prima che il bodybuilding venisse riconosciuto come uno sport legittimo, ma grazie agli sforzi di atleti come Arnold Schwarzenegger, Joe e Ben Weider, oggi il bodybuilding è uno degli sport più popolari al mondo, al punto che le competizioni più importanti del mondo come l'Arnold Classic e Mr. Olympia offrono ai loro vincitori dei premi di centinaia di migliaia di dollari.

PRIMA DI INIZIARE

STEREOTIPI E MITI
Il bodybuilding probabilmente è lo sport in cui gli stereotipi e i falsi miti sono più comuni. In realtà, come scoprirai nelle prossime pagine, la maggior parte dei miti non ha basi scientifiche, anzi, la maggior parte di essi non ha nessuna prova o ragione di esistere.

Se smetti di allenarti tutto diventa grasso

Di tutte le false affermazioni legate al bodybuilding, questa è probabilmente la più comune.

In realtà, come la scienza ha studiato e dimostrato, il muscolo non può trasformarsi in grasso esattamente come il grasso non può trasformarsi in muscolo. Questo perché sono due entità biologiche completamente diverse: il muscolo è un tessuto sano e vivente che fa parte della massa magra dell'organismo. Il grasso, al contrario, si limita a rimanere fermo in una determinata zona del corpo come deposito di fonte di energia necessaria nel caso in cui l'approvvigionamento alimentare venga interrotto a causa di carestie o altri avvenimenti simili. Se non viene bruciato per produrre energia, lo stoccaggio adiposo diventa sempre più grande e distribuito in un numero maggiore di zone del corpo.

Se il grasso potesse davvero diventare muscolo, moltissime persone potrebbero partecipare a Mr. Olympia facilmente, dato l'elevato tasso di obesità nella società occidentale!

Certo, alcuni bodybuilder e atleti che allenano la forza aumentano di peso quando invecchiano o smettono di allenarsi. Tuttavia questo avviene perché quando invecchiamo o quando smettiamo di allenarci perdiamo massa muscolare, il nostro metabolismo rallenta e non abbiamo più bisogno di tante calorie per sopravvivere. Sfortunatamente, molte persone non regolano il loro apporto calorico in base al loro livello di attività fisica o alla loro età, finendo così per accumulare grasso proprio come accade in chiunque consumi più cibo di quanto serva al corpo.

I calciatori e i powerlifter sono famosi per questo: durante i loro anni di carriera la loro fame corrisponde al loro elevato bisogno di energia derivante dai duri allenamenti. Sfortunatamente, quando vanno in pensione, dimenticano di modificare la loro dieta e le calorie in eccesso vengono quindi depositate sotto forma di grasso, soprattutto nella zona addominale.

Ad ogni modo, stai tranquillo: i tuoi muscoli non si trasformeranno in grasso se smetti di allenarti. Fai attenziona a regolare il tuo apporto calorico e il peggio che ti potrà capitare sarà di perdere tessuto muscolare con il passare del tempo.

Avere tanti muscoli non vuol dire essere forti

Questo mito probabilmente è basato sul fatto che nelle competizioni moderne i bodybuilder non devono svolgere prove di forza, a differenza dei loro predecessori. Inoltre, molte persone sono abituate a vedere sollevatori di pesi e powerlifter olimpici che sul palco riescono a sollevare pesi estremamente pesanti pur non avendo lo stesso livello di massa muscolare dei bodybuilder moderni.

In realtà i bodybuilder più famosi del mondo si allenano con pesi che l'uomo medio faticherebbe a sollevare. Questo è necessario perché, come vedremo più avanti nel libro, esiste una relazione diretta tra forza e dimensioni muscolari. Più grandi sono i tuoi muscoli, più forte sarai. Ovviamente questa relazione funziona anche al contrario: più forte sei, più riuscirai a costruire dei muscoli grandi.

Si perde flessibilità

Un altro mito piuttosto diffuso ritiene che i bodybuilder, a causa dei loro muscoli ingombranti e della natura del loro allenamento, tendano a diventare poco flessibili.

La verità è che la maggior parte dei muscoli lavora in coppia e la contrazione di un gruppo muscolare tende ad allungare il gruppo muscolare. Questo significa che, a meno che non ti alleni con una pessima tecnica o esegui solo movimenti a metà, non devi preoccuparti di perdere la tua flessibilità.

Se sei ancora preoccupato che l'aumento della massa muscolare ti porti a una flessibilità ridotta, pensa alle squadre sportive professionistiche. Per anni gli allenatori hanno vietato ai loro atleti di andare in sala pesi per paura di ridurre la loro flessibilità. Oggi, al contrario, gli atleti di quasi tutti gli sport sono invitati a seguire delle sessioni in sala pesi per migliorare la loro forza o la loro prestazione fisica.

Il modo migliore per assicurarti una buona salute e flessibilità muscolare, è quello di includere una routine di riscaldamento e allungamento nei tuoi allenamenti, di qualunque natura essi siano.

Dal punto di vista femminile: non voglio sembrare un uomo!

Una delle prime cose che i personal trainer sentono quando iniziano a lavorare con le donne è la frase: "Se sollevo pesi, sembrerò un uomo!". Vogliamo rassicurare tutte le donne che stanno leggendo questo libro: entrare in sala pesi non ti farà diventare la controfigura per Arnold Schwarzenegger!

Questo per il semplice motivo che la biochimica del corpo femminile non ti permetterà di aumentare la tua massa muscolare come accade nei corpi maschili. I fisici estremamente muscolosi che vedi nelle competizioni di bodybuilding femminile sono il risultato dell'uso di steroidi anabolizzanti (versioni sintetiche del testosterone, l'ormone maschile) in combinazione con un allenamento con i pesi piuttosto estremo. Un approccio moderato e consapevole all'allenamento con i pesi non trasformerà il corpo di una donna in un corpo mascolino. D'altro canto, quello che probabilmente noterai sarà una maggiore forza, un maggiore tono muscolare, una diminuzione del grasso corporeo e un ridotto rischio di osteoporosi. Insomma, non c'è niente di meglio che una donna possa fare per il suo fisico che allenarsi in sala pesi.

RACCOMANDAZIONI UTILI

Prima di immergerci nei principi e nelle tecniche di allenamento che racchiudono l'essenza del bodybuilding, è necessario dedicare un momento per approfondire la sicurezza e il corretto approccio alla palestra. Questo libro è stato scritto pensando alla tua sicurezza e, se segui correttamente le nostre indicazioni, non dovresti mai trovarti vittima di infortunio o in una situazione di pericolo durante un allenamento in palestra. Tuttavia il nodo focale è sempre uno: alla fine la tua sicurezza e il tuo comportamento sono nelle tue mani.

Fai sempre riscaldamento

La stragrande maggioranza degli infortuni in palestra si verifica quando le persone si buttano sul loro carico massimo prima che i loro muscoli siano adeguatamente riscaldati. Pensa ai tuoi muscoli come se fossero degli elastici: le bande elastiche perdono la loro flessibilità quando vengono raffreddate. Al contrario, si allungano meglio quando vengono riscaldate. Ecco, i muscoli del corpo umano si comportano in modo piuttosto simile.

Fai una breve sessione cardio da 5 a 10 minuti per riscaldare il corpo in generale e inserisci alcune serie di riscaldamento leggero per ciascuno dei gruppi muscoli che prevedi di allenare quel giorno. Ultimo consiglio, ma non per importanza, mai e poi mai iniziare un allenamento con il tuo peso più pesante o con il tuo 1 RM. Questo è senza dubbio il modo migliore per infortunarti e dire addio alla sala pesi per qualche giorno o, peggio, qualche settimana o mese.

Quando possibile, utilizza uno spotter

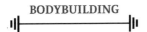

Per coloro che non hanno familiarità con il termine, uno spotter è un amico, un compagno di allenamento o uno sconosciuto che si posiziona dietro di te mentre svolgi esercizi che potenzialmente potrebbero essere pericolosi o intrappolarti sotto al bilanciere.

Sono tantissime le persone che si sono fatte male a causa di un bilanciare pesante bloccato sulla cassa toracica o sul collo ed è quindi fondamentale evitare qualsiasi situazione che potrebbe mettere in pericolo la tua salute o perfino la tua vita.

In linea generale, esercizi come squat o panca piana non dovrebbero mai essere eseguite utilizzando un peso elevato a meno che tu non abbia uno spotter fidato dietro di te.

Probabilmente non avrai bisogno di uno spotter nella maggior parte degli esercizi svolti con i macchinari poiché di solito sono progettati pensando alla sicurezza (la Smith Machine è una possibile eccezione dato che è necessario bloccare il peso attivamente). Questo vale anche per i manubri, i quali sono sicuri con qualsiasi peso e possono essere facilmente lasciati cadere in caso di difficoltà.

Usa sempre i collari di sicurezza con il bilanciere

I collari di sicurezza sono una sorta di bulloni o perni che servono a bloccare i dischi posti alle due estremità del bilanciere.

Anche quando svolgi un esercizio con una tecnica impeccabile, avrai sempre una leggera inclinazione della sbarra, soprattutto in determinati punti del movimento di un esercizio.

In questi casi, se la barra si inclina troppo, i dischi di quel lato potrebbero scivolare via e far sì che la sbarra cada violentemente nella direzione opposta poiché quell'estremità è improvvisamente diventata più pesante.

A seconda del peso e dell'esercizio, potenzialmente potresti romperti un polso o peggio. In conclusione, vale la pena perdere qualche secondo in più e assicurarsi di mettere sempre i collari di sicurezza al bilanciere.

Quando necessario usa una cintura per i pesi

Puoi considerare la cintura per il sollevamento pesi uno strumento paragonabile al parastinchi nel calcio o a un guanto da baseball.

Altri sport sono dotati di equipaggiamento protettivo, quindi perché non dovrebbe averlo anche il bodybuilding? Alcuni esercizi pongono un enorme stress sulla colonna vertebrale. Le cinture per il sollevamento pesi, grazie al loro spessore, sono in grado di proteggere la parte bassa della schiena in esercizi come squat, stacchi e altri schemi motori simili.

Tuttavia, è importante non utilizzare la cintura in tutti gli esercizi o nelle serie di riscaldamento leggero: se diventi dipendente da essa, i muscoli della parte bassa della schiena non si rafforzeranno mai. La cintura deve essere utilizzata solo come dispositivo di protezione durante esercizi potenzialmente pericolosi o con tonnellaggio elevato.

Metti via i pesi dopo averli utilizzati

Non c'è niente è più fastidioso di dover cercare un set di manubri in tutta la palestra prima di poter fare la serie successiva o di dover scaricare una macchina prima di poterla utilizzare con il peso desiderato.

Rimettere a posto tutti i dischi e i manubri permette agli altri membri della palestra di non perdere tempo a cercarli in giro per la palestra. Inoltre, c'è un motivo ancora più pratico per cui è bene mettere via i pesi: la sicurezza. Avere dischi o manubri disseminati su tutto il pavimento può facilmente causare un incidente o un infortunio poiché qualcuno potrebbe facilmente inciampare e farsi del male.

La maggior parte dei dipendenti della palestra ti chiederà di applicare questa regola, ma perché aspettare che ti venga detto? Non siamo più dei bambini per cui cerca di prenderti la responsabilità di pulire e mettere in ordine dopo esserti allenato.

Non avere paura di chiedere dei consigli

Per quanto completo sia questo libro, ci saranno dei momenti in cui non ti sentirai sicuro di un determinato esercizio. La maggior parte degli istruttori di palestra sono certificati e sanno il fatto loro.

Approfitta della loro esperienza in qualsiasi momento se hai una domanda relativa al bodybuilding, allo svolgimento di un esercizio o all'uso di un macchinario. Se un istruttore non è disponibile, prova ad osservare alcuni dei membri regolari. Non passerà molto tempo prima che tu riesca a capire chi sono i membri più esperti.

Di solito tutto basta uno sguardo, ma non focalizzarti solo sulle loro dimensioni o la definizione dei muscoli: alcune persone, seppur nella media, ne sanno di più sul bodybuilding rispetto a soggetti che pesano 100 kg e sono pieni di muscoli.

Concentrati maggiormente sulle persone che applicano una tecnica precisa e hanno consapevolezza nei movimenti. Anche solo osservandoli potrai imparare molto sul giusto setting durante un esercizio.

Una buona tecnica è meglio di un peso alto

Esegui tutti gli esercizi usando la forma corretta. Anche se ci sono alcuni bodybuilding avanzati che usano tecniche che implicano quelli che potrebbero essere definiti approcci più sciolti, in generale utilizzare uno stile più rigoroso è il modo migliore per allenarsi. Questo vale ancora di più nei soggetti che si trovano a un livello principiante o intermedio.

Applicare la tecnica migliore in ogni esercizio previene lesioni e, soprattutto, permette di ottenere gli stimoli allenanti necessari per massimizzare il guadagno muscolare ad ogni allenamento.

Utilizza supporti per pesi quando è necessario

La maggior parte degli esercizi può essere eseguita solo con i bilancieri o con gli stessi manubri. Ci sono, tuttavia, alcuni esercizi che potrebbero sfociare in una situazione pericolosa qualora dovessi perdere il controllo. Due esempi classici sono la panca e lo squat. Ad un certo punto del percorso di allenamento, tutti vogliono provare a strappare quella ripetizione in più in uno di questi esercizi, e molti falliscono.

Usare un rack adatto per lo squat o inserire due perni nella panca piana permette di appoggiare il bilanciere nel caso in cui tu non riesca più a risalire al punto di partenza senza farti del male o restare schiacciato sotto.

Inoltre, non ti assicuro che non avrai un bell'aspetto quando la tua faccia diventerà di colore rosso aragosta e i tuoi occhi saranno sporgenti a causa della fatica di tenere centinaia di chili sopra al collo o alla cassa toracica!

Isola correttamente il movimento

Abbiamo già detto che la forma corretta è estremamente importante quando si esegue qualsiasi esercizio, tuttavia questo è ancora più vero quando si svolge un allenamento per i bicipiti.

Non essere una di quelle persone che per aumentare il peso sollevato decide di oscillare dai fianchi e aiutare il movimento. Affinché un esercizio sia efficace, è importante isolare correttamente il muscolo e assicurarsi che il movimento parta esclusivamente dal distretto che vogliamo allenare. Per esempio, nei curl per bicipiti, la chiave sta nel appoggiare le braccia contro il corpo per impedire loro di muoversi.

Non smettere mai di imparare

Il fatto che tu stia leggendo questo libro è sicuramente un ottimo inizio. Come nella maggior parte degli sport, per avere successo nel bodybuilding avrai bisogno di tenerti informato e applicare continuamente le tue nuove conoscenze.

Non limitarti ad imparare qualche esercizio e pensare di sapere già tutto ciò che c'è da sapere. Anche i vincitori di Mr. Olympia si mettono continuamente in discussione per capire quali sono le strategia migliori per ottenere il massimo dal loro allenamento o come migliorare la loro dieta.

Una maggiore conoscenza non solo migliorerà la tua salute e il tuo aspetto fisico, ma ti aiuterà anche a prevenire lesioni. La maggior parte degli infortuni, infatti, non è causata dal sollevamento di un peso eccessivo, ma dall'uso di una tecnica non adatta a causa di ignoranza o stupidità.

Grazie ad internet e ai social media, oggi è pressoché impossibile non restare informati sulle ultime scoperte e informazioni in ogni ambito. Sfrutta questi nuovi canali di comunicazione per restare aggiornato su allenamento, alimentazione e integrazione.

Anche i migliori chiedono un consulto medico

Indipendentemente dallo stato di forma e salute in cui pensi di essere, ti consigliamo vivamente di chiedere un consulto medico di tanto in tanto. Fare un check-up ti permetterà di capire qual è la tua reale condizione fisica e se vi sono delle condizioni o delle situazioni di cui dovresti essere a conoscenza.

Il tuo medico probabilmente ti consiglierà di svolgere un esame del sangue. Si tratta di una routine con una procedura rapida e relativamente indolore. In linea generale, tenere sotto controllo il colesterolo e i livelli di enzimi nel fegato è il primo passo per determinare il tuo stato di salute. Oltre a questo esame di routine, ti consigliamo anche di sottoporti ad un esame sotto stress fisico per verificare le condizioni del tuo cuore e dell'apparato cardiovascolare.

IL RUOLO DELLA GENETICA

A differenza della maggior parte degli altri sport, in cui l'allenamento tende a essere generalizzato e uguale per tutti, nel bodybuilding i programmi devono essere adattati alla struttura genetica e agli obiettivi del soggetto. Se anche tu appartieni al gruppo di persone che decidono di praticare questo sport per migliorare la tua forma generale, l'aspetto fisico e la salute saranno i tuoi obiettivi principali. Quando inizierai a notare dei cambiamenti nel tuo fisico, probabilmente inizierai a sentirti bene nel tuo nuovo aspetto e sarai motivato dai complimenti e dall'incoraggiamento delle persone intorno a te.

Se hai la genetica giusta (di cui parleremo tra poco), semplicemente allenandoti costantemente e mangiando in modo salutare avrai buone possibilità di ottenere ottimi risultati e, perché no, potresti perfino considerare di competere in una gara di bodybuilding.

Se invece appartieni al secondo gruppo, quasi sicuramente il tuo allenamento di bodybuilding verrà utilizzato principalmente per aumentare le tue prestazioni in altri sport. Per esempio atleti come lottatori, pugili, giocatori di tennis o velocisti usano specifici esercizi di bodybuilding per ridurre il rischio di lesioni e migliorare la loro performance.

COS'È LA GENETICA?

Vuoi cambiare i tuoi esercizi? Fallo. Vuoi modificare il programma di allenamento? Perché no. Pensi sia utile cambiare marca di integratori? Provaci. Puoi anche cambiare il colore dei tuoi capelli ma non c'è niente, assolutamente niente, che puoi fare per alterare i tuoi geni.

Il tuo DNA è stato impostato nel momento del concepimento e non può essere modificato. Dopo pochi mesi dall'inizio del tuo programma di allenamento scoprirai che alcuni gruppi muscolari rispondono meglio di altri. Potresti perfino notare che un lato cresce leggermente più velocemente dell'altro.

Tuttavia non importa quanto tu sia geneticamente dotato, non è realistico aspettarsi di assomigliare ai professionisti del bodybuilding in pochi mesi. Muscoli del genere, infatti, richiedono anni e anni di duro lavoro e di corretta alimentazione.

La maggior parte dei bodybuilder, anche quelli più famosi, devono accettare di avere parti del corpo più deboli. D'altro canto l'accettazione non significa dover rinunciare. Per esempio, Arnold Schwarzenegger ha impiegato più di 10 anni per fare crescere i muscoli delle sue gambe, i polpacci in particolare, in modo che fossero adeguati alla parte superiore del corpo.

Non lasciare nemmeno che la tua origine influenzi la tua mentalità e il tuo approccio verso questo sport. Anche se spesso si ritiene che le persone di origine afroamericana abbiano una genetica scadente quando si tratta di costruire le cosce e i quadricipiti, alcuni dei più grandi di tutti i tempi hanno origine africana. Ne sono esempio i culturisti americani come Ronnie Coleman, Chris Dickerson o Vince Taylor.

Ognuno è diverso geneticamente. E se non ci credi ti basterà dare uno sguardo alla competizione di Mr. Olimpia più recente: ogni atleta ha punti di forza e proporzioni completamente diversi.

Quindi, anche se la genetica ha sicuramente un ruolo importante nella tua struttura, essa non deve per forza influenzare i tuoi risultati e le tue prestazioni in questo sport. Anche in questo caso la parola chiave è: personalizzazione. Lavora sui tuoi punti carenti e stendi un programma di allenamento volto a sviluppare l'ipertrofia nei distretti più deboli o che richiedono maggiore tempo per svilupparsi allo stesso modo di altre zone del corpo. Con l'impegno e la costanza potrai ottenere grandi risultati.

LA DIMENSIONE DELLE OSSA

In generale, esiste una relazione diretta tra la dimensione dello scheletro e la massa muscolare. Un soggetto con ossatura piccola avrà molte più difficoltà a sviluppare lo stesso grado di massa muscolare rispetto a un soggetto dalle ossa più grandi. Questo significa che potrebbe esserci una differenza di peso di 10 o 20 kg tra due bodybuilder della stessa altezza.

La struttura ossea ricopre un ruolo così importante che molti esperti di bodybuilding pensano che uno dei migliori elementi per predire le potenziali dimensioni del braccio sia la misurazione della circonferenza del polso. Secondo questa teoria, puoi aspettarti di fare crescere i bicipiti fino a circa 25 cm in più rispetto alla dimensione del tuo polso. Ovviamente tieni presente che questa proporzione riguarda la misura del polso di un adulto, non la misura del polso di un adolescente.

Se ti trovi ancora nella fase dell'adolescenza, davanti a te hai ancora molti anni di crescita quindi non lasciare che un polso minuti ti deprima o ti scoraggi!

Eppure vi è un vantaggio nell'avere ossa e articolazioni piccole. Infatti, niente è più impressionante di mostrare grandi muscoli pieni separati da piccole articolazioni. Avere un'ossatura molto grossa, infatti, significa avere maggiore massa muscolare ma che spesso appare sotto forma di blocchi più grossi e meno definiti. Al contrario, i soggetti con un'ossatura più piccola, tendono a mostrare migliori proporzioni e simmetria.

La buona notizia è che anche in questo caso l'allenamento può fare dei miracoli. Ci sono esempi di atleti con ossa grandi che sono riusciti a raggiungere ottimi livelli di definizione, così come ci sono esempi di ragazzi molto magri che sono riusciti a diventare estremamente muscolosi. Nel bodybuilding con l'impegno è davvero tutto possibile.

IL NUMERO DI CELLULE MUSCOLARI

Come probabilmente saprai, i muscoli sono costituiti da sub-unità più piccole chiamate cellule muscolari o, più comunemente chiamate, fibre muscolari. Un tempo si credeva che le persone nascessero con un numero definito di cellule muscolari e che l'allenamento con i pesi semplicemente le facesse ingrandire.

Pertanto, una persona con 100 milioni di cellule in un dato muscolo, potenzialmente sarebbe stata in grado di costruire un muscolo di dimensioni maggiori rispetto a qualcuno con 50 milioni di cellule.

Tutti noi conosciamo ragazzi che entrano in palestra con le braccia muscolose pur non avendo mai sollevato un bilanciere in vita loro.

Questi soggetti estremamente fortunati quasi sicuramente hanno una sovrabbondanza di fibre muscolari nelle loro braccia, un'altra benedizione della buona genetica!

Anche in questo caso vale lo stesso discorso fatto per le dimensioni del polso: non lasciare che questa variabile genetica riduca le tue speranze e i tuoi sogni. Le ricerche in questo campo, infatti, evidenziato che un adeguato allenamento è in grado di dividere le fibre muscolari e generare la risposta ipertrofica necessaria per l'ingrandimento muscolare.

GLI ORMONI

Una terza variabile che può influenzare la dimensione muscolare sono i livelli ormonali, in particolare il testosterone. In linea generale, i soggetti con livelli naturalmente più alti dell'ormone maschile testosterone probabilmente riusciranno a costruire più massa muscolare rispetto a un soggetto con livelli inferiori.

Un livello medio più alto di testosterone è uno dei motivi principali per cui gli uomini tendono ad essere più grandi e forti delle donne.

Oltre ai vantaggi fisici conferiti dal testosterone, è bene prendere in considerazione anche una componente psicologica: livelli più elevati di testosterone sono stati collegati ad un aumento dei livelli di aggressività. Questo potrebbe indicare che i ragazzi con sistemi ormonali più carichi tendono ad avere allenamenti più intensi, arrivando a trascorrere ore in sala pesi con energia e forza da vendere.

Come è facile intuire, maggiore è l'intensità dell'allenamento, maggiore è l'aumento della forza muscolare e delle dimensioni. Ma, ancora una volta, non limitarti alla sola genetica. La ricerca indica che i livelli naturali di testosterone possono essere aumentati eseguendo dei movimenti multiarticolari di base (chiamati anche esercizi compound) come squat, stacchi e panca piana.

Questo è il motivo per cui i ragazzi che si dedicano a fare esercizi multiarticolari con carichi pesanti tendono ad essere molto più muscolosi e più forti dei ragazzi che fanno perlopiù movimenti di isolamento con macchinari.

IN CONCLUSIONE

Ora sei consapevole del fatto che esiste un limite genetico a quanto grande e forte potrai diventare. Una parte della storia suggerisce che non importa quanto ti alleni intensamente, quanto mangi pulito o quanti integratori prendi, se la tua genetica non è adatta avrai comunque difficoltà a raggiungere il fisico di un professionista. Se la tua struttura ossea naturale impone un limite di 80 kg, costruire un corpo di 120 kg sarà una sfida ardua.

Tuttavia tutti, e intendiamo davvero tutti, possono ottenere grandi guadagni in termini di forza e dimensioni. Non permettere a nessuno di dirti il contrario!

Alcuni dei migliori bodybuilder di tutti i tempi hanno vinto o si sono avvicinati alla vittoria pur non avendo una genetica perfetta. Se loro sono riusciti a costruire dei fisici incredibili anche senza i favori dei geni, puoi farlo anche tu!

DIVERSI CORPI E STRUTTURE

La prossima volta che sarai in palestra o in un centro commerciale, prova a dare un'occhiata alle diverse forme e dimensioni del corpo.

Anche se in generale la popolazione umana può sembrare estremamente diversa, è possibile raggruppare le persone secondo tratti comuni. Per esempio, le classificazioni più comuni includono persone magre, persone con più grasso e persone muscolose.

Probabilmente il metodo più popolare per classificare le diverse tipologie di corpo è il sistema somatotipico a tre categorie del Dottor William Sheldon. Sheldon, nei suoi studi, fotografò oltre 46.000 uomini e donne e evidenziò 88 categorie distinte che chiamò somatotipi. Per rendere le cose più semplici, decise di raggruppare tutti gli 88 gruppi in tre grandi categorie: endomorfi, ectomorfi e mesomorfi.

Gli endomorfi tendono ad avere più cellule adipose, ossa grandi e di solito sono caratterizzati da un'altezza inferiore o nella media. In questi casi di solito costruire muscoli non è un problema, mentre perdere grasso corporeo può esserlo. Questo è senza dubbio il gruppo più difficile da classificare poiché la persona potrebbe davvero essere un endomorfo, ma potrebbe anche essere un ectomorfo o mesomorfo che sta semplicemente mangiando troppo e sta facendo poca o nessuna attività sportiva.

Gli ectomorfi, al contrario, sono spesso chiamati "magri" e tendono ad avere ossa lunghe e sottili. Gli ectomorfi sono fortunati perché non ingrassano facilmente. Tuttavia hanno difficoltà a costruire del muscolo e devono combattere in modo significativo per ogni grammo di muscolo che guadagnano.

I mesomorfi sono i più fortunati quando si tratta di bodybuilding. Di solito hanno una struttura ossea di grandi dimensioni e quindi non hanno problemi a costruire una buona massa muscolare.

Alcuni mesomorfi ingrassano facilmente, mentre altri no. La maggior parte dei professionisti sono dei mesomorfi puri o dei mesomorfi mescolati con delle caratteristiche di uno degli altri due gruppi. In realtà sono pochi i soggetti che rientrano esattamente in una di queste tre categorie: la maggior parte delle persone sono una combinazione o un mix di essi.

Per rendere questo concetto facilmente comprensibile, il dottor Sheldon ha creato una scala per classificare il livello di ciascun somatotipo in ogni persona. Ha inventato una scala che assegna a ciascun somatotipo un valore da 1 a 7, in cui 7 indica la categoria predominante. Per esempio, seguendo questa classificazione, una persona con valori ectomorfo 1, mesomorfo 5 e endomorfo 4, è detta endo-mesomorfa. Questo soggetto tende a costruire muscoli facilmente, ma allo stesso tempo ha difficoltà a dimagrire.

Al contrario, un ectomorfo 5, mesomorfo 3 ed endomorfo 1 viene detto ecto-mesomorfo. Per questo soggetto perdere grasso non è un problema, mentre lo è l'aumento della massa muscolare.

SOGGETTI ECTOMORFI
Poiché la difficoltà maggiore nei soggetti ectomorfi è quella di riuscire ad aumentare la massa muscolare, potrebbe essere utile svolgere degli allenamenti brevi e concentrati perlopiù in

esercizi multiarticolari, ovvero che coinvolgano contemporaneamente più di un gruppo articolare e muscolare.

Dal momento che perdere grasso non è un problema in questo tipo di soggetti, gli ectomorfi possono fare lunghi riposi tra le serie. Anche il cardio può essere ridotto al minimo, per esempio svolgendo due o tre sessioni di 20 minuti a settimana.

Questo perché le calorie in eccesso verranno utilizzate per la costruzione del tessuto muscolare, non per aggiungere grasso corporeo. Un paio di sessioni cardio a settimana, inoltre, permetteranno di mantenere in salute cuore e polmoni senza interferire con il recupero.

Dal punto di vista della nutrizione, gli ectomorfi sono senza dubbio i più fortunati tra i tre somatotipi poiché possono mangiare qualsiasi cosa senza doversi preoccupare di ingrassare. Tuttavia, una buona definizione muscolare si ottiene solo con un'alimentazione ottimale. Questo significa che avrai bisogno di sufficienti proteine per costruire il tessuto muscolare e abbastanza carboidrati per fornire energia all'organismo. Non dimenticare nemmeno i grassi buoni, poiché aiutano con il processo di recupero e contribuiscono al mantenimento di una buona salute generale.

SOGGETTI ENDOMORFI

Dal momento che tendono ad ingrassare facilmente, nei soggetti endomorfi potrebbe essere utile ridurre al minimo i riposi tra le serie, per esempio con recuperi brevi di circa 30 secondi.

Dato che solitamente la massa muscolare aumenta abbastanza facilmente, gli endomorfi possono impostare i loro allenamenti con una combinazione di esercizi multiarticolari e di isolamento in cui viene posto sotto sforzo un singolo muscolo a articolazione.

Nel caso degli endomorfi il cardio ha un ruolo importante quanto quello dell'allenamento con i pesi, per cui è importante eseguire almeno 3-4 sessioni di cardio di minimo 30 minuti a settimana.

Anche l'aggiunta di attività all'aperto come ciclismo, hiking o tennis possono essere un modo più divertente di fare cardio e aumentare il dispendio calorico giornaliero.

Gli endomorfi devono prestare molta attenzione anche alla loro dieta poiché sono esattamente l'opposto degli ectomorfi. Questo significa che tendono a immagazzinare grasso più facilmente. Per questa ragione è meglio evitare il cibo spazzatura e ridurre al minimo il consumo di alimenti poco nutrienti come cibi fritti o zuccheri semplici. Ne sono un classico esempio alimenti come patatine fritte, torte, caramelle e la maggior parte dei dolci.

I SOGGETTI MESOMORFI

Nel mondo del bodybuilding i mesomorfi sono indubbiamente i soggetti più fortunati. Questi soggetti, infatti, riescono a costruire il tessuto muscolare con molta facilità e i loro livelli di grasso corporeo possono raggiungere livelli bassi quanto quelli degli ectomorfi, a condizione che mangino e si allenino correttamente.

I mesomorfi, inoltre, hanno sistemi di recupero così veloci da poter sopportare sessioni di allenamento molto intense e, dal punto di vista dell'alimentazione, non hanno bisogno di essere severi o restrittivi come i soggetti endomorfi.

Tuttavia, per massimizzare i loro guadagni muscolari, i mesomorfi dovrebbero mangiare pasti altamente nutrienti contenenti buone fonti di proteine, frutta fresca, verdure e grassi sani.

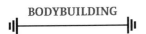

A QUALE GRUPPO APPARTIENI?

Probabilmente ti starai chiedendo quale classificazione del somatotipo descrive meglio il tuo corpo. Come avrai intuito leggendo queste pagine, classificare la tipologia di corpo gioca un ruolo nel tuo modo di mangiare e allenarti.

Ma ammettiamolo, nel bodybuilding c'è molto di più che solo DNA e predisposizioni! Dedizione, passione, nutrizione salutare e allenamento adeguato sono gli elementi più importanti per la costruzione di un fisico invidiabile. Ricorda: la genetica più favorevole del mondo è del tutto inutile se non ti alleni costantemente e non mangi in modo corretto.

Se vuoi davvero etichettare il tuo tipo di corpo, inizia guardandoti allo specchio. Hai delle belle spalle larghe che sembrano arrivare ai due lati della porta o sono strette e inclinate? Hai ossa e articolazioni grandi o sono piccole e fragili?

Considera la tua dieta. Tendi a ingrassare facilmente o puoi mangiare cibo spazzatura ogni giorno senza guadagnare un grammo?

Sebbene questo libro si concentri principalmente sul bodybuilding, puoi usare la classificazione del tuo corpo per aiutarti a scegliere lo sport e il tipo di allenamento più adatto a te. Ovviamente questo non significa che devi evitare gli sport che non sono adatti al tuo tipo di corpo, semplicemente può essere utile per scegliere uno sporto o un approccio che ti possa aiutare ad avere migliori risultati in modo del tutto naturale.

La tabella seguente elenca gli sport più comuni e quali somatotipi tendono ad essere più presenti in ciascuno di essi. Tieni presente che in questa suddivisione stiamo parlando di successo a un livello molto alto. Ci sono ectomorfi che sono degli ottimi lottatori e alcuni grandi giocatori di basket che sono mesomorfi. Inoltre, ricorda che una persona raramente è completamente endomorfa, mesomorfa o ectomorfa. La maggior parte delle persone è un mix di questi gruppi.

ENDOMORFO	MESOMORFO	ECTOMORFO
Wrestling	Judo	Salto in alto
Calcio	Nuoto	Triathlon
Powerlifting	Rugby	Pallavolo
Bodybuilding	Bodybuilding	Basket

Sebbene chiunque può diventare un bodybuilder, un ectomorfo potrebbe avere maggiori difficoltà nel diventare un professionista.

Ovviamente questo non significa che se sei un ectomorfo tu non possa costruire un corpo muscoloso, avere un bell'aspetto o fare dei buoni allenamenti in sala pesi.

Anche il grande Arnold Schwarzenegger, per esempio, non è un mesomorfo puro a causa della sua corporatura alta e gli arti lunghi. In realtà, Arnold ha caratteristiche di tutti e tre i somatotipi e tutti noi sappiamo i grandi risultati che è riuscito a raggiungere!

2
RISCALDAMENTO E DOMS

È incredibile il numero di bodybuilder che si dirigono direttamente verso lo squat o la panca piana senza fare alcun riscaldamento. Così facendo, i loro muscoli sono "freddi" e quindi non preparati a subire centinaia di chili di stress.

Non importa quanto tu abbia poco tempo, non buttarti a capofitto in un allenamento senza fare prima un adeguato riscaldamento. Un buon riscaldamento, infatti, ha i seguenti vantaggi:

> Aiuta a prevenire gli infortuni,
> Aumenta la rimozione dell'acido lattico e di altri prodotti di scarto dell'attività fisica,
> Aumenta l'efficienza dei muscoli contratti,
> Aumenta la coordinazione neuromuscolare,
> Migliora la coordinazione dei muscoli,
> Aumenta la frequenza cardiaca, accelerando la circolazione sanguigna,
> Aumentare l'apporto di ossigeno ai muscoli,
> Migliora i meccanismi di raffreddamento del corpo,
> Aumenta la gamma di movimento dei muscoli,
> Ti prepara mentalmente per l'allenamento.

IMPOSTARE IL RISCALDAMENTO

Esiste una linea sottile tra un riscaldamento che prepara adeguatamente i muscoli e uno che invece riduce l'intensità dell'allenamento. Un buon riscaldamento dovrebbe aumentare la frequenza cardiaca, produrre una leggera sudorazione, aumentare la temperatura corporea e sciogliere i muscoli.

D'altra parte il riscaldamento non dovrebbe esaurire le tue riserve di energia al punto da non poter completare il numero desiderato di serie e ripetizioni con il peso massimo.

Ecco alcune linee guida da tenere in mente quando imposti il tuo riscaldamento:

> Modifica il riscaldamento in modo che aumenti la temperatura corporea e produca sudore, ma senza esaurire i tuoi livelli di energia o causare affaticamento.

> Includi esercizi di stretching per aiutare a sciogliere il distretto muscolare che allenerai successivamente.

> Includi versioni più leggere degli esercizi che farai nel tuo allenamento, in questo modo preparerai i tuoi muscoli a un allenamento più intenso.

> Il riscaldamento deve durare circa 10 minuti.

In linea generale, il riscaldamento può essere suddiviso in tre categorie o fasi.

FASE UNO

La fase uno può essere considerata come la fase in cui il riscaldamento coinvolge tutto il corpo. Anche se hai intenzione di lavorare solo uno distretto muscolare o una specifica area come petto o schiena, il tuo cuore e i tuoi polmoni giocano un ruolo importante nel raggiungimento di un allenamento con massima efficienza.

Per la maggior parte dei bodybuilder, dai cinque ai dieci minuti di riscaldamento saranno sufficienti. Non c'è bisogno di pedalare il Tour de France! Pochi minuti sulla bici saranno sufficienti per aumentare il pompaggio del cuore e dei polmoni e assicurare che i muscoli ricevano una quantità sufficiente di ossigeno e nutrienti.

Altre macchine che puoi usare sono il tapis roulant, il vogatore (chiamato anche ergometro) e la stair-master.

Se le macchine cardio non fanno al caso tuo, puoi provare a saltare la corda, a fare una corsa veloce al parco, o correre su e giù per alcune rampe di scale. Ognuna di queste attività ti aiuterà a preparare i sistemi più importanti del tuo corpo al lavoro che dovranno svolgere successivamente.

FASE DUE

La seconda fase del riscaldamento dovrebbe invece concentrarsi sulla preparazione dei muscoli per la prevenzione degli infortuni e per un funzionamento efficiente. In questa fase probabilmente la migliore forma di esercizio è lo stretching.

Lo stretching infatti è una di quelle attività che possono essere eseguite prima, durante e dopo il tuo allenamento. Ricordati di riscaldare i muscoli e rilassarli dopo un allenamento intenso.

Questa buona abitudine aumenta anche il flusso di sangue ai muscoli e accelera la rimozione dei prodotti di scarto derivanti dall'allenamento. Idealmente, dovresti allungare tutto il corpo, ma se non puoi o non hai tempo, esegui alcuni allungamenti leggeri che coinvolgano i muscoli che hai allenato quel giorno.

Ci occuperemo dello stretching in modo più dettagliato più avanti in questo capitolo.

FASE TRE

La terza fase si concentra sull'esecuzione di alcune serie leggere di un determinato esercizio prima di passare al tuo reale carico di allenamento. Per esempio, se il tuo carico per la panca piana è di 100 kg, puoi iniziare con solo il bilanciere e fare dalle 15 alle 20 ripetizioni. Successivamente puoi aggiungere 10 o 20 kg per lato e fare altre 10-12 ripetizioni. Infine, potresti raggiungere il tuo carico target di 100 kg oppure fare un terzo set di riscaldamento con 70-80 kg.

In linea generale, ricordati di fare sempre almeno due serie di riscaldamento prima di sollevare il tuo carico più pesante. In alcuni casi potresti perfino aver bisogno di fare tre o quattro serie di riscaldamento prima di raggiungere il tuo carico allenante.

Non importa quanto diventi forte, sei sempre a rischio di infortunio. Anzi, più forte diventi, più alto è il rischio di farti male a causa dell'enorme carico che finisci per usare.

Fino ad oggi potresti aver saltato le serie di riscaldamento senza effetti negativi. Tuttavia, uno di questi giorni potresti finire per farti male davvero e aver bisogno di un intervento o di molti mesi di stop dalla sala pesi. È davvero questo che vuoi?

Questo è successo anche ad alcuni dei migliori professionisti, quindi potrebbe succedere a te.

In media, il riscaldamento sia cardiovascolare che muscolare, non dovrebbe richiedere più di 15-20 minuti. Questa finestra di tempo è abbastanza lunga da preparare il tuo corpo per un allenamento più intenso senza esaurire eccessivamente le tue riserve di energia.

Quelli che credono che dai 15 ai 20 minuti siano troppo lunghi, dovrebbero osservarla in questo modo: investire questa piccola quantità di tempo potrebbe prevenire mesi di potenziale dolore e frustrazione, per non parlare dell'atrofia muscolare.

LO STRETCHING

Lo stretching è uno degli esercizi fisici più basilari. Tutti, dal bambino all'anziano, possono godere di un buon allungamento.

La prima cosa che molti di noi fanno al risveglio è allungare le braccia in alto sopra la testa. Fare questo semplice movimento è bello e subito dopo ci sentiamo più riposati. Purtroppo questo non vale per lo stretching, il quale è probabilmente la componente più trascurata nel settore del fitness e della salute.

Durante l'esercizio fisico i nostri muscoli si contraggono o si accorciano. Questo accorciamento costante fa sì che i muscoli diventino molto tesi. Prenditi un momento e stringi il pugno. Ecco, è simile a ciò che succede al muscolo contratto: diventa teso e rigido, si sente angusto e "pesante".

Ora apri la mano e allunga le dita. Non ti fa sentire bene? Allora perché così tante persone saltano lo stretching? Forse pensiamo di essere troppo occupati o semplicemente non lo consideriamo importante... dopotutto l'allungamento non serve per costruire muscoli, no? Tuttavia, come impareremo nelle prossime pagine, lo stretching offre ai culturisti numerosi vantaggi.

COSA ALLUNGARE
Per prima cosa discutiamo di cosa viene esattamente allungato durante lo stretching. Per i bodybuilder che cercano di aggiungere buone dimensioni muscolari e prevenire lesioni, sono due i tipi di tessuto che dovrebbero essere allungati regolarmente: la fascia e i
tendini e legamenti. Mentre tutti fanno parte del tessuto connettivo, la fascia è di natura più elastica e dovrebbe attirare la maggior parte della tua attenzione, soprattutto per quanto riguarda la crescita muscolare. L'allungamento di tendini e legamenti, invece, è importante per promuovere l'aumento della forza.

La fascia è la guaina protettiva, o copertura, che circonda i muscoli. Man mano che le persone invecchiano, la sua trama morbida inizia a diventare più dura e a provocare la sensazione di avere un guscio esterno. In determinate circostanze, questo potrebbe limitare la crescita muscolare.

Lo stretching aiuta a mantenere la fascia morbida e flessibile, permettendo al muscolo in crescita di espandersi senza limitazioni. Pensa a un palloncino: i nuovi palloncini sono più difficili da fare scoppiare perché la gomma è dura. Gonfiare ripetutamente il palloncino ammorbidisce la gomma, facilitando l'allungamento e l'esplosione.

Allungare i tendini ti consentirà di eseguire ripetizioni aggiuntive. Alle estremità dei tendini si trovano dei piccoli recettori chiamati organi tendinei del Golgi. Puoi pensare ad essi come a degli interruttori automatici che fungono da interruttori di sicurezza: quando un muscolo è allungato oltre un certo punto, questi organi spengono il muscolo per prevenire ulteriori contrazioni. Se non facessero questo o non esistessero, potresti facilmente strappare un muscolo o un tendine dal su punto di attacco.

Potresti aver già sperimentato questo fenomeno durante un allenamento. Per esempio, mentre fai delle distensioni con i manubri e i tuoi pettorali cedono con poco o nessun preavviso. Potresti essere sicuro di avere la forza per forzare alcune ripetizioni in più, ma il muscolo semplicemente non si contrae più.

In generale, lo stretching aumenta la lunghezza dei muscoli e dei tendini, e quindi aumenta la capacità atletica, l'equilibrio e il controllo muscolare.

BENEFICI DELLO STRETCHING

Se ancora non sei convinto del potere dello stretching, ecco alcuni dei benefici più importanti di questa buona abitudine.

1. **Diminuzione del rischio di lesioni**

   Come sappiamo, svolgere un regolare programma di stretching aiuta ad aumentare la lunghezza di muscoli e tendini. Questo non solo riduce la tensione muscolare, ma aumenta anche il loro range contrattile complessivo, che a sua volta rende i muscoli meno suscettibili alle lesioni.

   In altre parole, aumentando il range di movimento dei muscoli e la gamma di movimento attorno a un'articolazione, aumentiamo la distanza che i nostri arti possono percorrere prima che il muscolo o i tendini si danneggino.

   Ad esempio, i muscoli e i tendini nella parte posteriore delle nostre cosce sono sottoposti a grande stress quando calciamo un pallone da calcio. Più flessibili sono quei muscoli, più la nostra gamba può spostarsi in avanti, diminuendo così le possibilità di infortunio.

2. **Aumento della capacità muscolare e atletica**

   Esiste un mito secondo cui lo stretching eccessivo ridurrà la stabilità articolare e la forza muscolare. Questo è del tutto falso.

   Aumentando la lunghezza dei muscoli e dei tendini, stai aumentando la distanza a cui i muscoli sono in grado di contrarsi. Ciò si traduce in un potenziale aumento dei della forza e della potenza muscolare. Questo significa che l'allungamento permette di aumentare la tua capacità atletica, la tua capacità di equilibrio e il controllo muscolare.

3. Minori dolori muscolari

Dopo un allenamento intenso potresti sentire tensione e dolore ai muscoli. Per esempio, potresti avere difficoltà a salire una rampa di scale il giorno successivo a un allenamento di gambe.

Il dolore muscolare che segue un'attività fisica intensa di solito è indicato come indolenzimento muscolare post-esercizio o indolenzimento muscolare a insorgenza ritardata (DOMS). Questo disagio è il risultato di micro strappi (minuscoli strappi all'interno delle fibre muscolari) e all'accumulo di prodotti di scarto del metabolismo, in particolare acido lattico.

Lo stretching aiuta ad alleviare questo dolore allungando le singole fibre muscolari, aumentando l'apporto di sangue e nutrienti ai muscoli e rimuovendo i prodotti di scarto.

4. Minore pressione sui muscoli antagonisti

L'affaticamento muscolare è un problema piuttosto grave che colpisce chi si esercita regolarmente. Questo provoca una diminuzione delle prestazioni sia fisiche che mentali. Tuttavia una maggiore flessibilità derivante dallo stretching può aiutare a ridurre gli effetti della fatica alleviando la pressione sui muscoli che vengono allenati.

Inoltre, la maggior parte dei muscoli del corpo hanno un muscolo opposto. Quando questi muscoli opposti (chiamati antagonisti) sono più flessibili, i muscoli che lavorano (chiamati agonisti) non devono esercitare pressione contro i muscoli opposti. Questo significa che i movimenti dei muscoli che lavorano richiederà meno sforzo generale.

5. Relax e gratificazione mentale

Con tutta l'attenzione che poniamo sulle componenti fisiche dell'attività sportiva, spesso trascuriamo la componente mentale. Le persone che si allungano regolarmente, infatti, hanno maggiori probabilità di sentirsi bene con loro stesse. Questo porta ad un aumento della fiducia in sé stessi, che a sua volta aiuta a migliorare le prestazioni fisiche e motiva il soggetto a svolgere regolare esercizio fisico.

Lo stretching è benefico prima, durante e dopo l'allenamento. Inoltre richiede un'energia minima, quindi non influirà negativamente sulla tua programmazione.

QUANDO FARE STRETCHING

Prima

Nelle pagine precedenti abbiamo evidenziato come lo stretching prima di un allenamento aiuti a preparare i muscoli per il lavoro che seguirà. Esso allenta i muscoli e aumenta il flusso sanguigno nella zona di interesse, consentendo un nutrimento più efficiente e una maggiore erogazione di ossigeno.

Lo stretching aiuta anche a rimuovere l'acido lattico, una delle principali cause del dolore post-allenamento. Ricorda solo che non è una buona idea impegnarsi in uno stretching rigoroso nel momento in cui entri in palestra poiché i muscoli freddi non si allungano bene. Fai prima un leggero riscaldamento e poi procedi con lo stretching vero e proprio.

Durante
Il vantaggio principale dello stretching durante un allenamento con i pesi è che ti fa risparmiare tempo. Mentre ti prendi il tuo minuto di riposo tra le serie, aggiungi un allungamento per quel particolare gruppo muscolare. Non preoccuparti che ciò influisca sul tuo allenamento: lo stretching richiede poca energia per essere eseguito. Inoltre, mantiene i muscoli agili e aiuta a rimuovere l'acido lattico e fornire sostanze nutritive. Dulcis in fondo, risparmierai dai 10 ai 15 minuti alla fine del tuo allenamento.

Dopo
La maggior parte delle persone fa allungamento alla fine dei loro allenamenti perché i muscoli sono completamente riscaldati e quindi possono sopportare uno stiramento più vigoroso.

Inoltre, dopo l'allenamento i muscoli sono pieni di acido lattico e altri rifiuti metabolici che devono essere rimossi e lo stretching facilita notevolmente questo processo di rimozione.

Un altro vantaggio di fare allungamento a fine sessione deriva dal fatto che lo stretching è rilassante e calmante, il che lo rende un modo ideale per concludere un allenamento intenso.

TIPOLOGIE DI STRETCHING
Stretching passivo
Lo stretching passivo viene spesso definito "stretching statico" ed è il tipo a cui pensiamo più spesso quando si parla di allungamento. Per intenderci, con il termine stretching passivo si intendono tutti gli esercizi in cui la posizione di allungamento viene mantenuta per almeno 15-30 secondi.

Poiché è decisamente lento, lo stretching statico può alleviare gli spasmi nei muscoli che stanno guarendo dopo un infortunio e può rilassare il corpo dopo un allenamento. Per questa ragione è bene svolgere un po' di stretching statico alla fine della sessione in palestra: i tuoi muscoli saranno completamente riscaldati e sarà più facile mantenere le posizioni.

Stretching isometrico
Lo stretching isometrico è un tipo di stretching passivo che prevede l'uso della resistenza di altri gruppi muscolari, un partner o un oggetto fermo. Le posizioni di stretching si tengono più a lungo rispetto allo stretching passivo perché l'obiettivo finale è quello di migliorare la forza e la flessibilità in generale.

Un esempio di allungamento assistito dal partner è quello in cui ti viene richiesto di tenere la gamba alta mentre il partner la spinge verso di te e tu tenti di riappoggiarla a terra.
› Lo stretching isometrico in cui si utilizza un oggetto fermo può essere quello in cui si appoggia una spalla e il braccio al muro per allungare il petto.

Allungamento balistico
Lo stretching balistico utilizza il peso e lo slancio di un corpo in movimento per forzare il muscolo oltre il suo normale range di movimento. In sostanza, in questo esercizio rimbalzi dentro (o fuori) dalla posizione di allungamento, usando i muscoli allungati come molle utili per tirarti fuori dalla posizione allungata.

Questo tipo di stretching è davvero utile solo agli atleti ad alti livelli poiché il rischio di lesioni è troppo grande per la maggior parte delle persone. Inoltre questo tipo di allungamento non consente ai muscoli di adattarsi alla posizione allungata e rilassarsi. Al contrario, potrebbe farli irrigidire ancora di più. A meno che tu non sia in un'eccellente forma fisica o pratichi altri sport ad alti livelli (calcio, rugby, basket, ecc.), evita l'allungamento balistico.

Stretching dinamico
Lo stretching dinamico comporta l'aumento graduale della distanza e della velocità del range di movimento di un muscolo. Non bisogna confondere lo stretching dinamico con lo stretching balistico: l'allungamento dinamico consiste in movimenti controllati che ti portano ai limiti del tuo range di movimento. Gli allungamenti balistici, invece, comportano il tentativo di forzare un muscolo oltre il suo range di movimento naturale.

Nello stretching dinamico non ci sono rimbalzi o movimenti improvvisi. Un buon esempio di questo tipo di allungamento sono delle oscillazioni lente e controllate delle gambe o delle braccia, oppure delle torsioni del busto.

In generale, l'uso di una varietà di tecniche diverse di stretching ti aiuterà a migliorare la flessibilità e la forza complessive.

ESERCIZI DI STRETCHING
In questo paragrafo approfondiremo insieme alcuni esercizi di stretching che potrai inserire nella tua routine di allenamento per assicurati di godere dei benefici dell'allungamento.

Allungamento dei femorali
1. Siediti sul pavimento e posiziona la gamba che vuoi allungare davanti a te.
2. Piega l'altra gamba appoggiando la pianta nell'interno coscia della gamba distesa e formando un triangolo con le gambe.
3. Con la schiena dritta e il ginocchio dritto, piegati partendo dai fianchi e raggiungi la punta della gamba dritta con entrambe le mani.
4. Mantieni la posizione per 20 secondi prima di ripetere dal lato opposto.

Allungamento dei femorali da sdraiato
1. Sdraiati sulla schiena e tira la gamba che vuoi allungare verso il petto. Stringi entrambe le mani dietro il ginocchio.
2. Distendi lentamente la gamba, cercando di raddrizzare il ginocchio il più possibile.
3. Tira delicatamente la tua gamba distesa verso il petto e avvolgi le mani attorno alla caviglia o al punto più lontano che riesci a raggiungere.

4. Mantieni la posizione per almeno 10 secondi e poi cerca di avvicinare ulteriormente la gamba al petto. Tieni la posizione per altri 10 secondi.
5. Ripeti l'esercizio con l'altra gamba.

Allungamento del tendine di Achille
1. Posizionati di fronte a un muro con una gamba davanti all'altra. Il tuo ginocchio anteriore è piegato e le tue mani sono appoggiate al muro. La gamba posteriore è dritta e il tallone è tenuto piatto sul pavimento.
2. Inclinati verso il ginocchio anteriore, mantenendo il piede posteriore e il tallone piatti. Mantieni la posizione per 15-20 secondi.
3. Rilassati e ripeti con l'altra gamba.

Allungamento del quadricipite
1. Appoggiati al muro con una mano.
2. Avvolgi l'altra mano attorno alla caviglia della gamba che vuoi allungare e tira il tallone verso il sedere, sentendo l'allungamento nella parte superiore della gamba.
3. Cerca di mantenere le ginocchia unite e concentrati sul tirare il tallone verso il sedere. Per massimizzare l'allungamento, piega il bacino verso l'interno e spingi delicatamente i fianchi verso l'esterno.
4. Mantieni la posizione per almeno 20 secondi prima di ripetere dal lato opposto.

Allungamento dell'inguine
1. Siediti sul pavimento. Unisci le piante dei piedi, con le ginocchia il più vicino possibile al suolo e le punte verso l'esterno.
2. Afferra le caviglie e tirale verso l'inguine. Mantieni la posizione per almeno 10 secondi.
3. Rilassati e ripeti altre tre volte.

Allungamento profondo dell'inguine
1. Inizia in posizione seduta con le gambe divaricate e i piedi rivolti in avanti.
2. Prova a raggiungere l'interno delle caviglie. Piegati in avanti partendo dai fianchi e mantenendo le ginocchia dritte.
3. Allungati fino a quando non senti una leggera pressione all'interno delle gambe. Mantieni la posizione per almeno 10 secondi.
4. Rilassati e ripeti altre tre volte.

Allungamento del polpaccio
1. Posizionati su un gradino o su un rialzo.
2. Solleva una gamba e metti il tuo peso sulla punta del piede che si trova a terra.
3. Spingi il tallone verso il basso fino a sentire una leggera tensione. Mantieni questa posizione per 15-20 secondi.
4. Rilassati e ripeti tre volte con ciascuna gamba.

Allungamento della schiena
1. Sdraiati sulla schiena, afferra una gamba dietro il ginocchio e tirala verso il petto, evitando di sollevare il sedere da terra.
2. Tenendo l'altra gamba dritta e la testa a terra, mantieni questa posizione per almeno 15-20 secondi.
3. Ripeti tre volte con ciascuna gamba.

Allungamento del petto
1. Afferra lo stipite di una porta con una mano e, con il braccio bloccato e rivolto in fuori, girati delicatamente lontano dallo stipite fino a quando non senti una leggera pressione ai muscoli del petto.
2. Mantieni la posizione per almeno 15-20 secondi e poi cambia braccio.

Allungamento della spalla n. 1
1. Muovi una spalla verso l'altra, mantenendo il braccio parallelo al pavimento.
2. Afferra il gomito con il braccio dell'altra mano e tira delicatamente verso la spalla opposta.
3. Mantieni la posizione per almeno 10 secondi e ripeti tre volte con ciascun braccio.

Allungamento della spalla n. 2
1. Intreccia le dita sopra la testa, con i palmi rivolti verso l'alto.
2. Spingi le braccia verso l'alto e indietro delicatamente. Mantieni la posizione per almeno 15 secondi.

Allungamento dei bicipiti
1. Appoggia la mano su un muro. Piegati in avanti con i piedi posizionati leggermente lontano dal muro.
2. Mantieni la posizione per almeno 10 secondi.
3. Ripeti con l'altro braccio e alterna l'allungamento per un totale di tre volte per lato.

Allungamento dei tricipiti
1. Porta un braccio sopra la testa e piegalo all'altezza del gomito.
2. Stando in piedi il più dritto possibile, premi delicatamente il gomito verso il basso aiutandoti con l'altra mano.
3. Tira finché non senti un leggero allungamento nella parte posteriore del braccio.
4. Mantieni la posizione per almeno 10 secondi prima di ripetere dal lato opposto.

I DOMS

Probabilmente conoscerai questa sensazione: ti alzi la mattina, apri le braccia, ti stiracchiati e all'improvviso ti colpisce un dolore intenso e penetrante. Il tuo pensiero va immediatamente all'allenamento del giorno prima in cui hai martoriato per bene i tuoi pettorali.

Eppure, differenza della maggior parte delle persone, un frequentatore della palestra accoglie questo dolore con soddisfazione. Non importa quanto sia intenso o performante il tuo allenamento, una mancanza di dolore il giorno seguente non viene presa alla leggera. Al punto che inizi a chiederti se ti stai allenando abbastanza duramente, se hai bisogno di cambiare la tua split settimanale o se stai invecchiando.

Tranquillo, non c'è bisogno di farsi prendere dal panico. Nonostante il dolore sia spesso associato a un ottimo allenamento, non si tratta di una verità assoluta e non hai bisogno di ululare dal dolore il giorno dopo. Alcuni dei più forti bodybuilder in giro raramente sentono dolore dopo i loro allenamenti.

COSA SONO

La maggior parte delle persone inizia a provare dolore nei muscoli allenati da circa 12 a 24 ore dopo il loro allenamento. Gli esperti usano il termine "dolore muscolare a insorgenza ritardata" o DOMS per descrivere questa condizione generale. Alcune persone potrebbero rendersi conto che alcuni muscoli raggiungono il massimo del dolore anche 48 ore dopo la sessione. Le gambe, in particolare i polpacci, sono famose per questo.

L'intenso bruciore che senti durante l'esercizio è causato dall'accumulo di acido lattico, uno dei principali prodotti di scarto generati durante la respirazione anaerobica. Inizialmente, gli esperti di questo sport pensavano che i DOMS fossero solo una continuazione del dolore che si sente durante l'allenamento. Essi presumevano che il dolore muscolare sperimentato nei giorni successivi fosse il risultato dell'acido lattico rimanente nei muscoli.

Oggi il punto di vista più accreditato sostiene che i DOMS siano principalmente causati da dei micro-danni che si verificano nei muscoli durante gli allenamenti ad alta intensità, in particolare nell'allenamento di bodybuilding.

In generale, le ripetizioni in cui il peso viene mosso in modo lento e controllato sembrano amplificare il grado di indolenzimento muscolare.

Il tipo di dolore che senti durante e dopo un allenamento è diverso dal dolore prodotto da un infortunio. Dovresti cercare di sviluppare la capacità di riconoscere la differenza tra il dolore positivo (indolenzimento) causato dall'allenamento e il dolore forte e negativo causato da un infortunio.

I DOMS sono più frequenti nei principianti, poiché i loro muscoli non sono abituati a essere affaticati dall'esercizio fisico o a fare determinati movimenti. Con il tempo, anche i corpi dei neofiti si adattano ai carichi di lavoro e il dolore dopo ogni allenamento diminuirà progressivamente.

Se ti alleni da un po', probabilmente puoi riconoscerti anche tu in questo. Quasi sicuramente le prime settimane sono state piuttosto brutali, ma con il tempo l'intensità del dolore post-allenamento è notevolmente diminuita.

Prima abbiamo detto che non è necessario avere dolori intensi dopo un allenamento, tuttavia, se segui lo stesso allenamento mese dopo mese e non senti più alcun tipo di dolore o affaticamento, è probabile che il tuo corpo si sia abituato al tuo regime di allenamento. Significa che hai raggiunto un plateau e probabilmente smetterai di aumentare la forza o le dimensioni muscolari fino a quando non cambierai la tua routine e non fornirai nuovi stimoli al tuo corpo.

Non importa da quanti anni ti alleni, la strategia migliore è quella di cambiare la tua scheda di allenamento ogni 4-6 settimane. Oltre al maggiore entusiasmo che deriva da una nuova routine di allenamento, sperimenterai anche un aumento del dolore e dell'intensità. In altre parole, il tuo corpo sarà costretto ad abbattere e costruire nuovo tessuto muscolare per adattarsi ai nuovi stimoli.

La chiave per un successo continuo si trova in un concetto piuttosto semplice: devi "traumatizzare" il tuo corpo con un sovraccarico progressivo nel corso del tempo. Ogni volta che colpisci il tuo corpo con una nuova routine di allenamento, puoi aspettarti che i DOMS (seppur leggeri) ritornino. Non è necessario cambiare radicalmente gli esercizi, anche piccoli cambiamenti possono farti sentire piuttosto dolorante. Per esempio, puoi cambiare l'ordine degli esercizi del tuo allenamento, la velocità con cui li esegui, il numero di ripetizioni. In alternativa puoi selezionare degli esercizi diversi per ogni distretto, oppure puoi aumentare o diminuire le ripetizioni regolando il carico di conseguenza.

Durante la progettazione del nuovo programma tieni a mente che è necessario iniziare con alcune semplici modifiche e aumentare gradualmente l'intensità.

POSSIBILI SOLUZIONI

Ma cosa devi fare se sei ancora dolorante per il tuo allenamento precedente? Devi allenare ancora gli stessi muscoli? In linea generale, se il dolore è lieve, puoi andare avanti e fare un altro allenamento anche se coinvolge lo stesso distretto muscolare. Un maggiore apporto di sangue in quella zona, infatti, accelererà il recupero e ti aiuterà a eliminare il dolore.

Al contrario, se hai ancora molto dolore dopo l'ultima sessione di allenamento, significa che il muscolo non si è completamente ripreso. In questo caso, colpirlo di nuovo prima che abbia avuto luogo il pieno recupero, può portarti verso il sovrallenamento. Il risultato finale potrebbe essere una perdita di forza e dimensioni muscolari.

Cosa puoi fare in quelle occasioni in cui hai davvero esagerato e riesci a malapena a muoverti a causa del troppo dolore? Nelle prossime pagine troverai un po' di soluzioni ai DOMS più aggressivi.

> **Allungamento**
> Arrivati a questo punto dovresti aver capito che lo stretching aiuta a riscaldare i muscoli ed è un ottimo modo per migliorare la flessibilità, tuttavia lo stretching è anche un ottimo modo per ridurre il dolore provocato dall'eccessivo allenamento.
> Allungando un muscolo durante o dopo un allenamento, potrai aumentare il trasporto di nutrienti nell'area e accelerare il processo di rimozione dei prodotti di scarto. Più nutrienti e meno rifiuti metabolici aiutano ad accelerare i processi di riparazione nel corpo e, di conseguenza, riducono le possibilità di DOMS il giorno dopo.

› **Cardio**
Salta su un attrezzo cardio dopo l'allenamento. Non c'è bisogno di fare una sessione completa, è sufficiente fare 5-10 minuti a intensità bassa o moderata.
Scegli una macchina cardio che coinvolga i muscoli che hai allenato quel giorno. Mentre tutte le macchine coinvolgono le gambe, alcune di esse richiedono anche l'uso dei muscoli della parte superiore del corpo, ne è un esempio l'ellittica.
Come con lo stretching, anche il cardio leggero ti aiuterà a trasportare i prodotti di scarto lontano dai muscoli e ad apportare nutrienti extra per un recupero ottimale.

› **Massaggi**
Un'ultima raccomandazione è quella di provare il massaggio. Da decenni gli atleti utilizzano i massaggi per accelerare il recupero e ridurre il dolore post-esercizio. Un buon massaggio terapeutico utilizza diverse tecniche per aiutare a rimuovere i prodotti di scarto metabolici dal corpo e aumentare l'apporto di ossigeno nell'area.

3
LE RIPETIZIONI

Ogni esercizio e scheda di allenamento si basa sulla comprensione di questa semplice parola: ripetizioni.

La parola "rep" è un'abbreviazione della parola "ripetizione" e si riferisce al movimento completo di un esercizio Può esserne un esempio il sollevare un bilanciere e poi abbassarlo.

Ad eccezione di alcuni sollevamenti di prova, i bodybuilder raramente eseguono solo una ripetizione di un esercizio. Al contrario, eseguono una serie di ripetizioni consecutive che racchiudono in un gruppo chiamato "set".

Solitamente il numero medio di ripetizioni è compreso in un range che va da 8 a 12, ma questo dipende da fattori come l'esercizio stesso, gli obiettivi, il gruppo muscolare su cui si lavora e il periodo dell'anno, ovvero eventuali fasi di cut o bulk.

Le ripetizioni sono senza dubbio l'aspetto più importante del tuo allenamento di bodybuilding. Per massimizzare i tuoi guadagni in termini di ipertrofia e di forza, cerca di inserire nella tua routine diversi intervalli di ripetizioni e scopri quale funziona meglio per te e per i tuoi obiettivi. Inoltre, ricordati di cambiarli abbastanza spesso.

Due persone diverse non rispondono mai allo stesso modo e i migliori bodybuilder sono quelli che provano spesso diverse ripetizioni e differenti combinazioni di peso.

IL NUMERO DI RIPETIZIONI

Quindi come si allenano i veri bodybuilder? Con pesi moderati, molte serie e ripetizioni e, solitamente, spingono almeno una delle serie al massimo sforzo possibile, anche detto cedimento tecnico.

In qualche occasione i bodybuilder vanno davvero pesanti, usando basse ripetizioni e pesi elevati. Questo vale soprattutto negli esercizi multiarticolari complessi come la panca o lo squat, tuttavia la maggior parte delle serie prevede un movimento ritmico costante compreso tra le 8 e le 12 ripetizioni.

Probabilmente la domanda più comune che i bodybuilder professionisti ricevono ai seminari è: "Quanti ripetizioni dovrei fare?". Tutti si chiedono se esista un range magico di ripetizioni che possa portare a guadagni muscolari migliori e più rapidi. Certo, sarebbe bello ma non funziona in questo modo.

Proprio per questo motivo la maggior parte dei bodybuilder varia il suo range di ripetizioni nel corso degli anni. Anzi, la maggior parte alterna intervalli diversi di ripetizioni durante lo stesso allenamento, così da sottoporre il muscolo a stimoli diversi.

TRE RANGE DI RIPETIZIONI
In generale, esistono tre range di ripetizioni che i bodybuilder inseriscono all'interno della loro programmazione nel corso dell'anno: range per la massima resistenza, range per l'ipertrofia e range metabolico.

Se l'obiettivo è la massima forza, è consigliabile utilizzare maggiormente le ripetizioni comprese nell'intervallo da 3 a 5. Questo non significa semplicemente fermarsi a massimo 5 ripetizioni, ma piuttosto usare un peso che impedisca di raggiungere un numero di ripetizioni superiore. Molti atleti seguono questo tipo di allenamento per alcuni mesi con l'obiettivo di massimizzare i guadagni dal punto di vista della forza. I powerlifter tendono a seguire questo schema di ripetizioni per la maggior parte dell'anno, anche se si esibiscono in ripetizioni singole durante la competizione.

Se l'obiettivo è l'ipertrofia, l'intervallo di ripetizioni è compreso in un range da 8 a 12. Alcuni bodybuilder trovano intervalli leggermente inferiori, come quelli da 6 a 8, più produttivi. Altri ancora sperimentano risultati migliori eseguendo ripetizioni più elevate comprese nell'intervallo tra 15 e 20.

In linea generale, lavorando tra le 8 e le 12 ripetizioni la maggior parte delle persone possono ottenere ottimi risultati. Salvo poche eccezioni, la maggior parte degli esercizi presenti in questo libro sono pensati per essere eseguiti all'interno del range ipertrofico.

Se raggiungere la miglior definizione possibile è l'obiettivo desiderato, allora l'intervallo più adatto è quello compreso tra le 12-15 ripetizioni o, talvolta, tra le 15 e le 20.

Molti atleti e bodybuilder prediligono il range metabolico durante la loro fase di pre-gara in quanto questo tipo di allenamento brucia leggermente più calorie, preserva le dimensioni e la forza muscolare e riduce il rischio di lesioni.

L'IMPORTANZA DELLA TECNICA
Se il benessere generale è uno dei tuoi obiettivi e se vuoi evitare infortuni, cerca di mantenere un'esecuzione perfetta per almeno il 95% delle tue ripetizioni. Imbroglia poco e solamente quando il muscolo è veramente riscaldato.

A parte alcune eccezioni presenti in alcune tecniche di allenamento avanzate, tutte le ripetizioni dovrebbero essere eseguite con una tecnica perfetta. Le due ragioni principali per cui queto è così importante sono la sicurezza e l'efficacia.

L'aspetto della sicurezza non deve mai essere lasciato in secondo piano. Nonostante la maggior parte delle persone creda che i pesi raramente causino infortuni, fare pesi con una tecnica sbagliata li causa eccome: un esercizio svolto con 10 kg ma una tecnica scadente può fare molti più danni di un esercizio svolto con 50 kg e una tecnica ineccepibile.

Le articolazioni del corpo, i legamenti e i tendini non sono progettati per essere soggetti a strani rimbalzi e movimenti a scatti.

Ciò nonostante, entrando in una qualsiasi palestra, avrai notato ragazzi che fanno rimbalzare il bilanciere sul petto, fanno squat scaricando il peso sulla lombare o rimbalzano mentre fanno la lat machine.

Certo, in questo modo sono in grado di sollevare più peso, ma solo perché stanno usando le loro giunzioni come elastici. Prima o poi qualcosa cederà e di solito si tratta di un legamento o di un tendine. Il body-building è pensato per essere uno sport sicuro. Ecco perché è sempre importante sollevare il peso con una forma corretta.

L'efficacia è la seconda ragione per cui la tecnica è così importante quando si svolgono tutti gli esercizi. Anche se non è possibile isolare completamente un determinato gruppo muscolare, dovresti sempre cercare di minimizzare il coinvolgimento di altri gruppi muscolari. Per esempio, coinvolgere i tricipiti e i deltoidi anteriori quando fai la panca piana con il bilanciere è accettabile, tuttavia inarcare la parte bassa della schiena e spingere con le cosce non lo è. Allo stesso modo, non devi usare le cosce e la parte bassa della schiena per oscillare e aiutarti quando fai un curl con il bilanciere. Ricorda che devi pompare i tuoi muscoli, non il tuo ego!

Durante i suoi anni d'oro Arnold era solito usare manubri da 30-40 kg per allenare i suoi bicipiti. Gli altri, invece, sollevavano 50 kg barando e aiutandosi con gli altri muscoli per avere più slancio. Tuttavia, mentre gli altri facevano "cheating", Arnold stava costruendo i suoi punti di forza più famosi. A quel tempo molte persone ipotizzarono che Arnold avesse semplicemente una genetica migliore o usasse molte droghe. Invece la verità era ben diversa: Arnold eseguiva ogni ripetizione in modo lento e controllato. Sentiva ogni ripetizione nei suoi bicipiti e non nella parte bassa della schiena o nelle cosce, come i ragazzi che erano soliti oscillare ad ogni ripetizione.

Per fortuna la maggior parte dei campioni moderni segue l'esempio di Arnold, per questo difficilmente vedrai atleti professionisti oscillare solo per sollevare più peso. Ogni ripetizione viene eseguita in modo consapevole e controllato.

Per quanto sorprendente possa sembrare, la maggior parte dei professionisti del bodybuilding di oggi usano meno peso rispetto a quanto non facessero in passato. Questo cambiamento nella filosofia di allenamento si deve a numerosi infortuni e maggiore conoscenza, i quali hanno insegnato agli appassionati di questo sport l'importanza di usare una tecnica perfetta.

Sebbene la maggior parte dei bodybuilder potrebbe ancora utilizzare un carico notevole negli esercizi, la maggioranza opta per ripetizioni precise utilizzando un peso inferiore. Questo perché la maggior parte dei bodybuilder ritiene di raggiungere una stimolazione migliore grazie a questo approccio.

Alla fine ti renderai conto che "leggero" e "pesante" sono termini relativi e che uno stesso tonnellaggio può essere percepito come leggero o pesante a seconda della tecnica e della velocità con cui la ripetizione viene eseguita: un manubrio di 15 kg può pesare come uno di 30 kg se viene sollevato in modo lento e controllato!

TECNICHE AVANZATE

Oltre alle ripetizioni classiche svolte fino a cedimento o quasi, è possibile inserire nella scheda di allenamento delle tecniche avanzate che permettono di aumentare lo sforzo e l'intensità di una o più ripetizioni.

Si tratta di tecniche che devono essere inserite nel giusto contesto e che possono essere utili in tutte quelle situazioni in cui non è possibile aumentare ulteriormente il numero di serie o il carico sollevato.

RIPETIZIONI FORZATE

Una delle prime tecniche di allenamento avanzate che imparerai è detto ripetizioni forzate. Questo tipo di ripetizioni vengono eseguite quando, invece di interrompere la serie all'ultima ripetizione possibile, ti fai assistere da un partner o da uno spotter, il quale ti fornirà l'assistenza necessaria per mantenere il bilanciere o i manubri in movimento e continuare l'esercizio.

La teoria dietro le ripetizioni forzate è abbastanza semplice. Supponiamo che tu raggiunga il cedimento alla decima ripetizione di un esercizio. Ci sono due strade: puoi terminare il set e iniziare il tuo normale periodo di recupero, oppure puoi farti aiutare da qualcuno e continuare a spremerti in alcune ripetizioni aggiuntive.

Le ripetizioni forzate stimolano maggiormente e più intensamente le fibre muscolari rispetto a quando ti fermi al cedimento. Inoltre, dato che la maggior parte delle persone che frequentano la palestra sa come fare lo spotter, non essere timido e se non hai un compagno chiedi aiuto a chi si trova in sala.

RIPETIZIONI PARZIALI

Le ripetizioni parziali non sono altro che ripetizioni parziali eseguite alla fine di una regolare serie. Per esempio, se riesci a chiudere 10 ripetizioni di un bicep curl con un determinato carico, invece di fermare la serie alla decima ripetizione, poterai il bilanciere in alto e proverai a fare qualche ripetizione parziale fino a quando non riuscirai più a completare il movimento.

Potresti essere in grado di muovere il peso anche di pochi centimetri, ed è più che sufficiente! Anche se si tratta di piccoli movimenti, stai colpendo delle fibre muscolari che non avresti colpito se avessi interrotto la serie dopo l'ultima ripetizione completa.

Scoprirai rapidamente perché questa tecnica viene chiamata anche "burn", ovvero "bruciore" in inglese: alla fine di questa serie il muscolo ti brucerà come se fosse in fiamme!

RIPETIZIONI ULTRA LENTE

La maggior parte dei bodybuilder impiega dai 2 ai 4 secondi per completare una ripetizione. Tuttavia a volte, per spremere un distretto muscolare in modo diverso, potresti sperimentare e aggiungere delle ripetizioni ultra lente.

Quanto lente? Questo dipende da te e dal tipo di stimolo che vuoi ottenere. Sperimenta in un range che oscilla da 10 a 30 secondi per completare una ripetizione e osserva quale ti ha i risultati migliori.

Le ripetizioni ultra lente offrono serie di vantaggi al corpo. Prima di tutto eliminano quasi del tutto la possibilità di fare cheating e oscillare o darsi lo slancio per il movimento. Ecco perché il sollevamento e l'abbassamento di un peso seguendo un movimento molto lento richiede della pura forza muscolare.

Un altro vantaggio è dato dalla sicurezza: la maggior parte degli infortuni è causata dal sollevamento di pesi eccessivi ad un ritmo troppo veloce. Questi movimenti bruschi possono danneggiare tendini, legamenti e muscoli.

Tieni presente che sollevare un carico utilizzando delle ripetizioni che durano dai 10 ai 30 secondi ti richiederà l'uso di un peso molto più leggero. Sebbene inizialmente questo possa sembrare controproducente, non dimenticare che solleverai il carico più leggero con la sola forza muscolare e non con lo slancio del corpo. Sollevare un peso lentamente, inoltre, richiede la massima concentrazione su ciò che stai facendo e sul movimento. Alcuni bodybuilder ritengono che questa tecnica li aiuti anche ad aumentare il ROM (Range of Movement), ovvero il range di movimento, degli esercizi.

Ma perché le ripetizioni lente sono così efficaci? Beh, tieni a mente che le fibre muscolari funzionano secondo il principio "tutto o niente". Non c'è via di mezzo. La potenza muscolare si basa sul numero di fibre che si contraggono, non sul grado di risposta delle singole fibre. Durante una serie di ripetizioni ultra lente, le fibre muscolari si stancheranno molto rapidamente, quindi il corpo dovrà reclutare più fibre muscolari per completare la serie.

Una seconda ragione della loro efficacia è data dal fatto che le ripetizioni ultra lente alzano la soglia di sopportazione degli organi tendinei. Come abbiamo visto nel capitolo sullo stretching, questi organi sono dei recettori per l'allungamento dei muscoli, i quali si bloccano quando ritengono di essere sottoposti a uno sforzo eccessivo.

In molti casi chi si allena in palestra conclude un set non per affaticamento muscolare o cedimento, ma perché gli organi tendinei si bloccano. La ricerca ha evidenziato come le ripetizioni ultra lente aumentino la soglia di attivazione di questi organi, permettendo così di completare più ripetizioni prima di raggiungere il cedimento.

Ad eccezione di squat e panca piana, puoi eseguire ripetizioni ultra lente su quasi tutti gli esercizi che ti vengono in mente. In generale questa tecnica non è adatta su esercizi fondamentali multiarticolari come squat o panca piana a causa dei rischi associati al peso utilizzato e alla possibilità di restare intrappolati sotto al carico.

RIPETIZIONI ULTRA VELOCI

Dopo aver spiegato i vantaggi dell'allenamento ultra lento, è giusto discutere anche dell'allenamento contrario, ovvero le ripetizioni ultra veloci.

Come suggerisce il nome, le ripetizioni ultraveloci richiedono di sollevare il massimo peso facendo delle ripetizioni il più velocemente possibile. Questo non significa rimbalzare o sollevare rapidamente il peso poiché anche in questo caso una buona tecnica e attenzione sono fondamentali. Alcuni bodybuilder definiscono questo approccio come una corsa contro il tempo in cui si cerca di eseguire il maggior numero di ripetizioni nel minor tempo possibile.

Le ripetizioni ultraveloci hanno il vantaggio di permetterti di sollevare pesi maggiori. Come abbiamo visto in precedenza, uno degli stimoli primari per la massima crescita muscolare è l'uso progressivo di un carico più pesante. A parità di altre condizioni, i bodybuilder che usano pesi più pesanti durante il loro allenamento tendono ad avere volumi muscolari maggiori.

La chiave, tuttavia, sta nel sollevare un peso con la tecnica corretta, non importa qual è la tua velocità di ripetizione.

RIPETIZIONI NEGATIVE

Molte ricerche hanno dimostrato che la parte negativa o eccentrica di un esercizio è produttiva quanto la parte positiva o concentrica.

Inoltre molti bodybuilder ritengono che inserire delle ripetizioni negative all'interno di un allenamento li affatichi maggiormente rispetto a quando si allenano concentrandosi sui movimenti positivi.

Esistono tre modi per eseguire i negativi. La prima strategia richiede semplicemente di abbassare il peso nello stesso modo lento e controllato utilizzato quando viene sollevato. In altre parole, non stai solo sollevando il carico per portarlo in posizione prima che la gravità lo porti verso il basso, ma stai usando la tua forza muscolare per tenere sotto controllo il carico.

Il secondo approccio richiede di caricare sul bilanciere più peso di quello che puoi sollevare nel range positivo e poi abbassarlo il più lentamente possibile, cercando di fermare il peso durante la discesa. Per esempio, durante la panca piana dovresti avere un compagno di allenamento che ti aiuti a riportare il bilanciere in alto prima che tu possa abbassare le braccia lentamente usando petto, spalle e tricipiti.

Solitamente questa tecnica viene inserita alla fine di un set regolare, quando non riesci più a sollevare il peso ma hai ancora forza per abbassarlo. In questi casi puoi fare il tuo set completo da solo e poi chiedere aiuto al tuo partner durante le ripetizioni negative.

Su alcuni esercizi puoi perfino limitarti a fare delle ripetizioni negative, anche se dovrai concentrati molto sulla sicurezza. Per esempio, nel curl con bilanciere puoi sollevare il carico dandoti un po' di slancio e poi abbassarlo lentamente usando solo i bicipiti.

Puoi fare la stessa cosa con le alzate laterali per le spalle. In linea generale, questo approccio si adatta bene agli esercizi di isolamento che vengono svolti con pesi non eccessivi. Per ovvi motivi, non dovresti mai provare le ripetizioni negative su esercizi multiarticolari come lo squat.

REST-PAUSE

Il rest-pause è una delle tecniche di allenamento avanzate che i bodybuilder amano e odiano allo stesso tempo.

Per eseguire questa tecnica è necessario caricare il bilanciere o la macchina con il peso necessario per fare una serie classica. Per esempio un set da 10 ripetizioni. Una volta raggiunto il numero target e, almeno in teoria, il cedimento muscolare, partirà il rest-pause. Questo richiede di fermarsi per 10-20 secondi e poi fare delle altre ripetizioni fino al nuovo cedimento. Puoi ripetere questo schema per 2-3 volte.

Il rest-pause si basa sul principio che un muscolo riacquisterà la maggior parte della sua forza in soli 10-15 secondi. È un'ottima tecnica per lavorare sui punti più carenti, perché in questo modo userai il 100% del tuo peso massimo su ogni serie.

D'altro canto si tratta di una tecnica piuttosto tassante per il sistema nervoso centrale e i muscoli stessi, per cui deve essere inserita correttamente e senza esagerare.

4
LE SERIE

Nonostante "Rep" sia il termine più comune nel bodybuilding, la parola "set" viene subito dopo. Come spiegato nelle pagine precedenti, le ripetizioni non devono essere ripetute all'infinito ma devono essere suddivise in gruppi detti set.

Probabilmente la tua prima domanda è: "Qual è il numero di set più efficace?". Fai questa domanda a due bodybuilder diversi e probabilmente otterrai due risposte diverse. Come nel caso delle ripetizioni, gli appassionati di questo sport sono soliti sperimentare diversi numeri di serie per determinare quale fornisce i risultati migliori.

APPROCCI DIVERSI

Su questo tema nel corso degli anni si sono sviluppate due strategie: alta intensità e sistema classico. Quasi tutti i bodybuilder hanno provato almeno una volta l'approccio ad alta intensità, ma quello classico a multi-set resta ancora il più popolare.

ALLENAMENTO AD ALTA INTENSITÀ

Il sistema di allenamento ad alta intensità ha avuto origine dalle opere del Dr. Arthur, l'inventore degli attrezzi Nautilus.

Jones decise di commercializzare la sua attrezzatura in modo diverso, affermando che tutto quello che bisognava fare era eseguire una serie per gruppo muscolare seguendo le sue otto-dieci stazioni. Anche se il dottor Jones ha fatto milioni vendendo apparecchiature Nautilus negli anni '70 e '80, questo sistema non è adatto a chi desidera praticare il bodybuilding seriamente.

Il concetto fu poi ripreso da Mike Mentzer, uno dei migliori culturisti del passato, con il nome di Heavy Duty. Questo approccio non è basato su un solo set, ma comunque sostiene il fatto che non siano necessari molti set per sviluppare la massa muscolare.

Gli atleti che seguono questa strategia solitamente non svolgono più di 6-8 set per gruppo muscolare, al contrario dei 12-20 set svolti in media dai bodybuilder.

I sostenitori di questo approccio sostengono che tutto ciò che serve per stimolare completamente un muscolo sono uno o due set ad alta intensità, ovvero a reale cedimento. Trascorrere ore in palestra a fare infinite serie scadenti è uno spreco tempo e potrebbe portare alla perdita muscolare poiché il corpo umano può facilmente raggiungere uno stato di sovrallenamento a causa degli allenamenti ad alto volume.

La realtà dell'alta intensità o dell'Heavy Duty è che sono poche le persone che hanno il potenziale genetico e mentale per gestire un allenamento a così alta intensità.

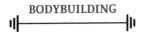

ALLENAMENTO CLASSICO O MULTI-SET

Il sistema classico di allenamento è lo stile di allenamento di gran lunga più popolare e più usato per costruire fisici strabilianti.

All'inizio in questa tecnica si svolgono 1-2 set per ogni esercizio, aggiungendo gradualmente serie ed esercizi fino a quando non eseguono da 3 a 5 serie per 4-5 esercizi che coinvolgano i gruppi muscolari più grandi.

Quando un bodybuilder raggiunge un livello di allenamento avanzato, le serie eseguite solitamente sono incluse tra le 20 e le 25 per ciascuno dei grandi gruppi muscolari come petto, schiena e quadricipiti e dalle 12 alle 15 per i gruppi muscolari più piccoli come bicipiti e tricipiti.

I culturisti che seguono il sistema classico sostengono che sia necessario aumentare i parametri per continuare a migliorare, questo include aumentare le ripetizioni, aumentare i set o aumentare il carico.

ESISTE UN APPROCCIO MIGLIORE?

Probabilmente ti starai chiedendo da dove cominciare. Data la solida reputazione del sistema classico, ti suggeriamo di iniziare da lì. Per ottenere una buona crescita muscolare è importante aumentare l'afflusso di sangue stimolando l'ipertrofia.

Sfortunatamente, il sistema a un set non è molto efficace da questo punto di vista. Inoltre ha un impatto negativo sulle articolazioni a causa dell'enorme carico che deve essere utilizzato.

Non iniziare facendo 20 serie per ogni gruppo muscolare. Per la maggior parte dei principianti 2 o 3 serie con 2 esercizi per gruppo muscolare sono più che sufficienti per stimolare adeguatamente la crescita muscolari. Nelle prossime pagine entreremo più nel dettaglio e vedremo quali sono le varie tipologie di programmi di allenamento.

Col passare del tempo potresti voler sperimentare lo stile di allenamento Heavy Duty. Se appartieni al gruppo ectomorfo, potresti scoprire che meno set ma di intensità più elevata possono darti risultati migliori. Inoltre, tieni presente che il sistema classico per essere efficace richiede enormi quantità di energia e quindi di cibo.

QUANTO RIPOSO TRA LE SERIE?

La risposta a questa domanda solitamente è: riposa abbastanza a lungo per recuperare dalla serie precedente, ma non abbastanza a lungo per riprenderti del tutto. Nella maggior parte dei casi questo tempo è incluso tra 45 e 60 secondi tra le serie.

I powerlifter, lavorando su carichi piuttosto elevati, spesso riposano anche due minuti o più tra le serie. Al contrario, i soggetti che si allenano con i pesi per migliorare la loro condizione fisica e la definizione, tendono a riposare meno di 20 secondi poiché così facendo possono mantenere alta la frequenza cardiaca e fornire una componente cardiovascolare all'allenamento.

TIPOLOGIE DI SERIE

Esistono diversi metodi e stimoli che possono essere utili per completare i tuoi set. In questo paragrafo analizzeremo quelli più efficaci e diffusi.

SERIE CLASSICA

Questo è lo stile di allenamento più antico. Quando inteso nel suo senso più puro, lo stesso peso viene utilizzato per lo stesso numero di serie e ripetizioni, per esempio 3 serie da 12 ripetizioni usando 100 kg sulla panca piana con bilanciere.

Questo approccio probabilmente è la tecnica di allenamento più comune e da cui si sono evolute la maggior parte delle tecniche di allenamento più avanzate.

SERIE PIRAMIDALI

Se le serie classiche sono lo stile di allenamento più comune, le serie piramidali si trovano al secondo posto. In questo caso, invece di utilizzare lo stesso peso per lo stesso numero di serie e ripetizioni, il peso viene aumentato con ogni serie successiva, mentre il numero di ripetizioni diminuisce.

La parte superiore, o apice, della piramide è raggiunto con il peso più pesante e il minor numero di ripetizioni. Successivamente, il peso viene ridotto e il numero di ripetizioni aumentato. In sostanza, ti fai strada su un lato della piramide e poi vai giù dall'altro.

Puoi eseguire le serie più leggere per 15-20 ripetizioni, mentre le serie più pesanti possono essere incluse nell'intervallo di 6-8 ripetizioni.

Ecco un esempio con lo squat:
- 15 rep x 50 kg
- 12 rep x 60 kg
- 10 rep x 70 kg
- 8 rep x 80 kg
- 6 rep x 90 kg
- 8 rep x 80 kg
- 10 rep x 70 kg
- 12 rep x 60 kg

Un vantaggio dei set piramidali è che consentono ai muscoli di riscaldarsi completamente prima di sollevare il carico più pesante. Questo aiuta a prevenire gli infortuni e probabilmente è anche più efficace.

MEZZI PIRAMIDALI: SERIE ASCENDENTI E DISCENDENTI

Se lo desideri, puoi modificare il piramidale intero e farne solo un lato. Ad esempio, potresti aumentare lentamente il peso e al contempo diminuire le ripetizioni, terminando con il carico più pesante. Queste serie sono dette ascendenti.

Anche le serie discendenti sono piuttosto popolari. In questo caso, i carichi più pesanti vengono sollevati per primi e ogni serie successiva diventa più leggera. I bodybuilder di solito preferiscono la serie in discesa, poiché consente loro di sollevare carichi più pesanti durante l'allenamento. Le serie in salita, infatti, spesso stancano i muscoli prima che venga raggiunto il carico massimo.

Anche se il dibattito sul fatto che sia necessario raggiungere o meno il carico massimo (1 RM) per la crescita muscolare è ancora aperto, la maggior parte dei bodybuilder preferisce cercare di massimizzare il lavoro il più possibile.

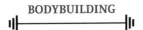

Lo svantaggio delle serie discendenti è legato al maggiore rischio di lesioni: come sottolineato in precedenza, i muscoli dovrebbero essere completamente riscaldati prima di sollevare pesi pesanti.

Con il piramidale discendente, il primo set corrisponde al set più pesante, il che significa che i muscoli sono ancora freddi mentre sollevano il carico più elevato. Poiché questo è estremamente pericoloso, quasi tutti i bodybuilder eseguono 2-3 serie molto leggere e ad alto numero di ripetizioni, così che il sangue inizi ad affluire verso il muscolo target.

Ovviamente queste serie non devono essere conteggiate nel volume di allenamento in quanto sono così leggere che possono essere considerate delle serie di riscaldamento.

Ecco un esempio di serie discendenti sul curl con bilanciere:
- 6 rep x 50 kg
- 8 rep x 40 kg
- 10 rep x 30 kg
- 12 rep x 25 kg
- 15 rep x 20 kg

L'idea migliore è quella di alternare tra queste tipologie di allenamento. In questo modo manterrai i tuoi muscoli in uno stato di "shock", che è proprio quello di cui hai bisogno per far crescere i tuoi muscoli. Inoltre, variare i tuoi allenamenti ti impedirà di annoiarti.

DROP-SET O STRIPPING

I drop-set sono semplici da eseguire e producono risultati eccezionali. Come suggerisce il nome inglese, lasci "cadere un po' di peso quando non riesci più a eseguire una ripetizione aggiuntiva.

Per esempio, stai usando 200 kg sulla pressa per chiudere 10 ripetizioni. Una volta che fallisci alla decima ripetizione, rimuovi 40 kg e fai altre ripetizioni a cedimento senza riposarti. I muscoli delle gambe potrebbero non essere in grado di sopportare 200 kg, ma senza dubbio riusciranno a strappare qualche ripetizione con 160 kg. Una volta che fallisci anche con questo peso, puoi rimuovere degli altri dischi e provare a fare qualche altra rep.

Se lo desideri, puoi andare avanti così e continuare a togliere peso fino a quando non ti restano solo pochi kg. Tuttavia, la maggior parte dei bodybuilder fa solo due o tre drop-set prima di fermarsi.

La tecnica di stripping non si limita agli esercizi con il bilanciere ma puoi usarla su manubri, esercizi con la macchina e così via.

È ottima anche in esercizi di isolamento come le alzati laterali con manubri.

SERIE 21

Le serie 21 sono chiamate così a causa del numero di ripetizioni che farai durante la serie. Anche se possono essere eseguite sulla maggior parte degli esercizi, sono più adatte ai movimenti di curling poiché si concentrano su specifiche sezioni del ROM.

Per esempio, durante il bicep curl puoi prendere il bilanciere e fare il movimento dal basso fino a metà, ovvero quando il tuo avambraccio è parallelo al pavimento. Fai questo movimento per 7 ripetizioni. Senza riposarti, porta il bilanciere dal punto a metà alla parte superiore per 7 ripetizioni. Infine abbassa il bilanciere e prova a completare altre 7 ripetizioni con un regolare movimento completo.

Solitamente viene svolto un solo set da 21; ora è più facile comprendere da dove ha origine il nome: 3 x 7 = 21).

Se durante l'esecuzione ti rendi conto che non sei in grado di utilizzare il tuo normale carico di allenamento, non preoccuparti. I movimenti parziali costringeranno i bicipiti a lavorare molto duramente, se non di più, rispetto alle serie con pesi maggiori.

Una volta compresa questa tecnica, essa può essere adattata e personalizzata seguendo anche schemi diversi. Per esempio, potresti usare delle serie 18 (3 x 6) o delle serie 24 (3 x 8).

PRE-ESAURIMENTO

Questa tecnica fa parte del bodybuilding da decenni e nasce per eliminare i possibili anelli deboli che spesso limitano l'efficacia di esercizi importanti.

Per esempio, durante la maggior parte degli esercizi per la schiena, i bicipiti tendono a cedere prima rispetto ai muscoli target del dorso che si stanno allenando. Allo stesso modo, durante l'allenamento del petto, i tricipiti o i deltoidi anteriori possono affaticarsi prima, non permettendo così di stimolare in modo adeguato i pettorali.

Il termine pre-esaurimento significa affaticamento, ovvero colpire i muscoli target con un esercizio di isolamento prima di procedere con l'esercizio multi-articolare. In questo modo i muscoli secondari saranno ancora freschi e consentiranno di portare la stimolazione del muscolo target a un livello superiore.

Molti bodybuilder pensano che la panca piana faccia lavorare di più per i loro tricipiti e le spalle rispetto al petto. Questo perché i tricipiti e i deltoidi, che supportano i pettorali, si stancano per primi. Il petto quindi non è mai completamente stimolato.

Per combattere questo problema, puoi eseguire prima un esercizio di isolamento come il chest-fly e poi fare una serie di distensioni con la panca. Così facendo i muscoli del petto sono diventati "l'anello debole" e si affaticheranno prima dei tricipiti e delle spalle anteriori ancora piene di energie.

SUPERSET

I superset sono veloci, divertenti ed efficienti. Questa tecnica prevede l'esecuzione di due esercizi in alternanza ma, invece di aspettare i soliti 45-60 secondi di recupero tra gli esercizi, devi riposare solo il tempo necessario per passare dal primo esercizio al secondo.

Esistono principalmente due versioni di superset: la prima prevede l'alternanza di due esercizi per lo stesso gruppo muscolare. Ad esempio, una serie di alzate laterali potrebbe essere seguita da una serie di lento avanti con manubri.

In linea generale, la maggior parte dei bodybuilding cerca di selezionare degli esercizi che siano in grado di stimolare il muscolo o il gruppo muscolare da angolazioni diverse o che colpiscano parti differenti dello stesso muscolo. Ne sono un esempio la parte inferiore e superiore del torace, la parte interna ed esterna della schiena o la parte anteriore e posteriore delle spalle.

La seconda variazione di superset prevede l'alternanza di due esercizi per gruppi muscolari diversi. In questo caso i bodybuilder preferiscono selezionare esercizi che colpiscano gruppi muscolari opposti o antagonisti, come la schiena e il petto, femorali e quadricipiti o bicipiti e tricipiti. La ragione per cui viene fatta questa scelta è che il lavoro su un determinato muscolo apporta sangue, e quindi nutrienti, nell'area. Lavorando sul muscolo antagonista tra una serie e l'altra, questo muscolo potrà approfittare del sangue e dei nutrienti arrivati in zona mentre il primo muscolo si riposa.

Esempi di superset per gli stessi gruppi muscolari:

› Quadricipiti
  - Leg extension + squat
  - Hack squat + leg press

› Femorali
  - Leg curl sdraiato + stacchi da terra
  - Romanian deadlift + Leg curl da seduto

› Petto
  - Panca inclinata con manubri + chest fly con manubri
  - Distensioni con manubri + Dips

› Dorso
  - Pushdown a braccia dritte + pulldown frontali
  - Chin-up + rematore con bilanciere
  - Rematore + rematore con barra a T

› Spalle
  - Alzate laterali con manubri + Lento avanti
  - Alzate frontali con manubri + military press

› Bicipiti
  - Curl a 45° gradi + bicep curl in piedi
  - Preacher curls + bicep curl con cavo

› Tricipiti
  - French press sdraiato + Distensioni al cavo
  - Flessioni con mani strette + Dips

› Addominali
  - Crunches + Ab bikes
  - Crunches inversi + crunches con palla medica

› Polpacci
  - Calf raise in piedi + Calf raise da seduto

Esempi di superset per gruppi muscolari opposti:

› Quadricipiti e femorali
  - Pressa per le gambe + stacchi da terra
  - Squat + leg curl
  - Leg extension + Leg curl da seduto

› Petto e dorso
  - Chest press + Chin-up
  - Distensioni a 30° con manubri + Rematore
  - Chest fly + Lat pulldown

› Bicipiti e tricipiti
  - Bicep curl con bilanciere + french press da sdraiato
  - Bicep curl da seduto + distensioni tricipiti con cavo
  - Bicep curl al cavo + flessioni con mani strette

› Addominali e parte bassa della schiena
  - Crunches con palla medica + back extension
  - Crunches inversi + Romanian dead lift

TRISET

I triset sono una tecnica fantastica per fare lavorare i muscoli fino all'esaurimento delle fibre muscolari e per colpirli da ogni possibile angolazione. Inoltre, esattamente come i superset, sono perfetti per risparmiare tempo.

La logica dei triset segue quella dei superset ma, a differenza di questi ultimi, i triset sono caratterizzati dall'unione di tre differenti esercizi svolti senza riposo.

Esempi di combinazioni di triset:

› Quadricipiti
  - Squat + leg press + leg extension (una combinazione tanto dolorosa quanto efficace)

› Femorali
  - Stacchi da terra + Leg curl da sdraiati + Romanian dead lift

› Petto
  - Panca piana + Distensioni 30° con manubri + Dips
  - Chest-fly con manubri + dips + croci ai cavi

› Dorso
  - Chin-up + tirate con barra a T + pulldown

- Rematore con bilanciere + pulldown + pulley

› Spalle
- Alzate laterali con manubri + lento avanti con manubri + rear delt fly
- Alzate frontali + Alzate laterali al cavo + military press

› Bicipiti
- Preacher curl + Hammer curl + bicep curl al cavo
- Bicep curl con bilanciere + Trazioni con mani strette + bicep curl con manubri in piedi

› Tricipiti
- French press da sdraiato + flessioni con mani strette + dips su panca
- Distensioni con manubri + Dips + Distensioni al cavo

› Addominali
- Crunch con la palla medica + Crunch inversi + Ab bikes
- Crunches al cavo + sollevamento gambe a 90° + Ab bikes

› Polpacci
- Calf raise in piedi + Calf raise da seduto + toe press

GIANT SET

Nei giant set, invece di svolgere uno dopo l'altro tre esercizi, è necessario combinare quattro o più movimenti specifici per lo stesso gruppo muscolare.

Sappi che i giant set sono una forma di allenamento molto intensa e per questo non è consigliabile fare più di 2 o 3 giant set per i gruppi muscolari più grandi e 1 o 2 per i gruppi muscolari più piccoli. Inoltre, poiché le braccia ricevono una buona dose di stimolazione anche durante l'allenamento di petto, schiena e spalle, molto spesso è più che sufficiente fare un solo giant set per questo gruppo muscolare.

Esempi di giant set:

› Quadricipiti
- Squat + leg press + Leg extension + Hack squat affondi + Sissy squat + Squat alla smith machine

› Femorali
- Leg curl da sdraiato + Leg curl da seduto + Deadlift + Back extension

› Polpacci
- Toe press + Calf raises in piedi + Calf raise da seduto + Calf raise singola gamba

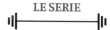

› Petto
  - Panca piana + distensioni 30° con manubri + chest fly + Dips + croci ai cavi + chest press

› Dorso
  - Trazioni + rematore con barra a T + pulldown + rematori con bilanciere + pulley + lat machine

› Spalle
  - Lento avanti + alzate laterali con manubri + rear delt fly + alzate frontali + military press

› Bicipiti
  - Preacher curl + bicep curl con manubri da seduto + hummer curl + bicep curl al cavo + flessioni

› Tricipiti
  - French presso da sdraiato + Dip su panca + Distensioni con manubri + flessioni a mani strette + french press al cavo

› Addominali
  - Sollevamenti delle gambe a 90° + crunches con palla medica + crunches inversi + Ab bikes + plank

LIMITI DI TRISET E GIANT SET

Se c'è uno svantaggio nell'usare i triset e i giant set all'interno del proprio allenamento, è che sono piuttosto difficili da eseguire in una palestra piena di gente e in cui, non appena finisci un esercizio per farne un altro, qualcuno corre a prendersi il macchinario che hai appena liberato.

Se decidi di inserire questo tipo di tecniche in un momento affollato, prova a impostare le serie utilizzando l'attrezzatura disponibile in più copie. Ad esempio, la maggior parte delle palestre ha numerosi bilancieri e almeno due serie di ciascun peso di manubri.

Un altro vantaggio dei pesi liberi è dato dal fatto che puoi fare esercizi diversi usando lo stesso bilanciere o manubrio, quindi puoi facilmente fare un triset usando la stessa attrezzatura per ogni serie.

Al contrario, la maggior parte delle macchine va bene per un solo esercizio o per allenare un gruppo muscolare specifico. Se decidi di incorporare delle macchine nel tuo triset o giant set, prova a usarle durante il fine settimana o nelle ore meno trafficate della giornata.

SET ESTESI

Sebbene non siano così popolari come le altre tecniche di intensità, le serie estese non sono seconde a nessuno quando si tratta di aumentare l'intensità dell'allenamento e di conseguenza la massa muscolare.

Per eseguire i set estesi è necessario portare un esercizio fino al fallimento della porzione positiva di movimento e poi passare immediatamente a un esercizio che caratterizzato da una posizione migliore dal punto di vista della biomeccanica.

Di seguito trovi qualche esempio pratico:

› Per tricipiti
Dopo aver raggiunto il cedimento in una serie di french press in posizione sdraiata, porta rapidamente la barra a metà petto e ripeti l'esercizio con una presa stretta.

› Per il petto
Inizia con una chest-fly con manubri e, quando non riesci più a continuare il movimento, ruota le mani e prosegui facendo delle distensioni con i manubri. Questo esercizio dovrebbe essere più semplice rispetto ai chest-fly perché porta più in avanti tricipiti e spalle, entrambi ancora riposati e utili per stimolare maggiormente il petto già affaticato dall'esercizio precedente.

› Per il dorso
Fai una serie di pulldown con la presa larga. Dopo essere andato a cedimento su questo esercizio, passa al pulldown stretto con presa inversa. Questa versione coinvolge maggiormente i bicipiti e ti permette di spingere i dorsali oltre il normale punto di cedimento.

› Per le spalle
Prova a fare delle alzate laterali con manubri fino al fallimento e poi prosegui con un lento avanti. Sebbene probabilmente dovrai usare meno peso di quanto faresti normalmente nello stesso esercizio, le alzate laterali stancheranno la porzione laterale e permetteranno di affaticare maggiormente questa regione, fondamentale per ottenere spalle belle rotonde.

› Per i bicipiti
Una delle soluzioni migliori consiste nell'iniziare con dei bicep curl seduti su panca 45° e terminare con dei bicep curl in posizione eretta e con bilanciere.
Sebbene entrambi gli esercizi lavorino sui bicipiti, il curl in piedi coinvolge maggiormente gli avambracci e ti permette di sollevare più peso. Se vuoi davvero massimizzare il tuo lavoro sui bicipiti, aggiungi alcuni "cheat" curl alla fine della tua serie in piedi con bilanciere. Non ci vorranno molti set di questa combinazione per sentire il pump della parte superiore delle braccia!

› Per le cosce
Se stai cercando di stimolare le cosce per farle crescere, prova una combinazione di lavoro che coinvolga sia la parte anteriore che quella posteriore.
Gli squat frontali sono piuttosto utili poiché riducono il coinvolgimento della parte bassa della schiena e dei glutei, permettendo un miglior lavoro di isolamento per le cosce.

Non appena le tue cosce sono affaticate dal front squat, solleva la barra ed esegui quante più ripetizioni possibili di back squat, ovvero quello tradizionale. Così facendo la parte bassa della schiena e i glutei saranno ancora forti e spingeranno le cosce verso una stimolazione molto più profonda (e dolorosa!).

› Per gli addominali
Puoi eseguire delle serie estese anche per gli addominali.
Puoi iniziare con dei crunches sulla swiss-ball o sul pavimento e, una volta che sentirai un forte questi ultimi ti permetteranno di utilizzare i flessori dell'anca per continuare a lavorare sugli addominali.

Ricorda che quando si eseguono delle tecniche di allenamento più avanzate è abbastanza facile esagerare e rischiare di raggiungere il sovrallenamento. Per la maggior parte dei bodybuilder intermedi, da 1 a 2 combinazioni estese sono più che sufficienti per raggiungere degli ottimi risultati.

10 SERIE DA 10
Questa tecnica è meno utilizzata di quelle precedenti ma può essere utile in determinati contesti.

Come suggerisce il nome, questo approccio richiede di inserire un solo esercizio per muscolo ed eseguire 10 serie da 10 ripetizioni.

Ovviamente non sarai in grado di farlo con lo stesso carico che useresti per set classici da 3 o 4 serie. Sarai fortunato se riuscirai ad usare il 50% del tuo peso abituale!

Non lasciarti ingannare dalle prime serie, ti sembreranno facili ma quando arriverai al set 7 o 8 il tuo muscolo sarà completamente in fiamme e potresti non riuscire a terminare tutte le serie.

Ci sono numerosi vantaggi nell'eseguire un solo esercizio per parte corporea. Per prima cosa, una volta che inizi, la tua attenzione è completamente focalizzata su quell'unico esercizio per tutte e dieci le serie.

Un altro vantaggio è dovuto al fatto che non dovrai preoccuparti di riposarti mentre cambi esercizio o verificare se il macchinario che desideri usare è libero oppure no. Un paio di minuti potrebbero non sembrare molto tempo, ma a volte sono abbastanza lunghi da fare raffreddare i muscoli. Al contrario, facendo un solo esercizio, non supererai mai i 45-60 secondi di recupero tra le serie.

Il terzo vantaggio di fare un solo esercizio per gruppo muscolare risiede nella completezza. Di solito ci vogliono due o tre serie prima che i muscoli percepiscano realmente il lavoro. Con una routine a esercizi multipli potresti completare il primo esercizio e nemmeno sentirlo. Se invece stai facendo un solo esercizio, sai che non passerà molto tempo prima che i muscoli inizino a bruciare a causa di quello specifico movimento.

Ovviamente potresti essere preoccupato per la mancanza di varietà derivante dall'eseguire un solo esercizio per muscolo in ogni allenamento. Per evitare la noia è sufficiente variare gli esercizi ad ogni allenamento. Ad esempio, potresti fare una panca piana durante un allenamento, una panca a 30° con manubri in quello successivo e dei chest-fly nel terzo.

Insomma, puoi comunque alternare gli esercizi e colpire il muscolo da diverse angolazioni, semplicemente non lo farai nel corso dello stesso allenamento.

5
LA TENSIONE MECCANICA

L'errore più commesso dai bodybuilder principianti e avanzati è quello di cercare di utilizzare più peso di quanto i loro muscoli siano in grado di sollevare.

Leggendo questo libro, avrai notato che non diciamo mai quanto peso usare in nessuno degli esercizi. Questo perché non è possibile indicare il peso che una persona deve sollevare. Possiamo consigliarti il numero di serie e di ripetizioni, gli esercizi, le possibili combinazioni, la nutrizione consigliata e anche quanto velocemente o lentamente sollevare il peso. Ma non possiamo dirti quanti dischi mettere sul bilanciere. Quello lo puoi sapere solamente tu.

IL CARICO

Come linea guida generale, devi prima di tutto determinare quante ripetizioni intendi eseguire. Per esempio, puoi fissare un obbiettivo di 10 ripetizioni. Successivamente, dovrai scegliere un peso che ti permetta di eseguire al massimo 10 ripetizioni prima di raggiungere il cedimento. Ovviamente questo non significa che il limite di ripetizioni è di 10: se riesci a gestirne 11 o 12 prosegui fino al tuo cedimento. Se riesci a svolgere 12 ripetizioni ma vuoi farne solo 10, significa che il carico non è abbastanza pesante e deve quindi essere aumentato.

Ci saranno giorni in cui sarai in grado di fare quelle poche ripetizioni extra, così come ci saranno giorni in cui ci dovrai usare ogni briciola di energia che hai in corpo per chiudere 8 o 9 ripetizioni. Ciò che conta è solo una cosa: non appena chiudere le 10 ripetizioni diventa la regola e non l'eccezione, aggiungi 5 o 10 kg al bilanciere o alla macchina.

Ovviamente questo discorso ha un senso se hai scelto le 10 ripetizioni come obiettivo.

Non passerà molto tempo prima che tu decida di usare intervalli di ripetizioni diversi nei tuoi allenamenti. Potresti pensare che sarà difficile continuare a regolare il carico nei tuoi allenamenti, ma non lo sarà e capirai ben presto come regolare il tuo carico per mantenere il tuo target di ripetizioni.

Ricordati di non sacrificare mai una buona tecnica solo per sollevare più peso. È molto più sicuro ed efficace sollevare bene 100 kg sulla panca, piuttosto che sollevarne 150 facendoli rimbalzare sul petto. Non preoccuparti se il ragazzo davanti a te sta sollevando 150 kg. Non è partito sollevando quel carico, probabilmente si allena da anni e ha dovuto migliorare nel corso del tempo, proprio come stai facendo tu. E, proprio come lui, anche tu arriverai a sollevare pesi più alti con una tecnica perfetta.

Cerca sempre di "sentire" il peso mentre lo sollevi. Se non riesci a sentire il muscolo che lavora, significa che non stai usando un carico abbastanza alto o che stai facendo affidamento sui muscoli più piccoli per eseguire gran parte del movimento.

Sperimenta diverse combinazioni di ripetizioni e tonnellaggio per trovare quella che funziona meglio per te.

IL RUOLO DELLA VELOCITÀ DI ESECUZIONE

Entra in una qualsiasi palestra e vedrai i pesi essere lanciati in ogni modo immaginabile. È davvero sorprendente che non siano di più le persone che si fanno male, considerando quello che succede tutti i giorni nelle palestre.

Il corpo umano non è stato progettato per essere scosso o strattonato in modo rapido e brusco, specialmente mentre sostiene un carico importante.

Afferrare un bilanciere e sollevarlo dal pavimento è estremamente pericoloso se non si usa la tecnica corretta, così come lo è fare uno squat rimbalzando su e già. Entrambi questi movimenti potrebbero causare lesioni anche di tipo grave.

Spesso le lesioni gravi sono causate anche dall'eccessiva sollecitazione di un muscolo o di un'articolazione in tempi troppo brevi. Per esempio, le tue gambe potrebbero essere in grado di gestire uno squat da 100 kg, ma non possono se sottoponi i tuoi muscoli a tutti i 100 kg in meno di un secondo!

Usiamo l'analogia con l'auto per comprendere meglio: se stavi guidando a 100 km all'ora senza cintura di sicurezza e all'improvviso colpisci un albero o un'altra macchina, probabilmente voleresti attraverso il parabrezza. Perché? Perché la tua macchina è passato da 100 a 0 in meno di un secondo e il tuo corpo ha continuato a muoversi. Se ne avessi avuto il tempo, avresti ridotto lentamente la velocità e ti saresti fermato, in questo modo saresti rimasto al tuo posto e probabilmente avresti del tutto evitato l'incidente. Ecco, lo stesso vale per gli esercizi del bodybuilding: devono essere lenti e controllati.

TEMPO (T.U.T.)

I bodybuilder usano il termine "tempo" o "T.U.T." (time under tension) per descrivere la velocità con cui svolgono le ripetizioni. Anche se in media la maggior parte dei bodybuilder utilizza un tempo compreso tra due e quattro secondi, vedrai molte combinazioni diverse.

Molti esperti del settore, infatti, non considerano le ripetizioni come un'unica unità, ma piuttosto come quattro parti distinte.

Quasi tutte le persone sono consapevoli del sollevamento (positivo o concentrica) e dell'abbassamento (negativo o eccentrica) della ripetizione, ma spesso trascurano la parte di pausa in alto e in basso.

Il motivo è semplice: fermare il peso per una frazione di secondo rende l'esercizio più intenso e difficile e probabilmente richiederà al soggetto di sollevare un peso inferiore. Tuttavia, come ritengono gli esperti, fare una pausa durante le ripetizioni aiuta a eliminare lo slancio dall'equazione, migliorando così il reclutamento di più fibre muscolari. Inoltre è più sicuro in quanto i legamenti molli e i tessuti della cartilagine non saranno usati come molle per aiutare il movimento.

Solitamente i tempi possono essere scritti nel modo seguente:

ESERCIZIO: Panca piana
MUSCOLO: Pettorali
PESO: 80 kg
RIP:10
SET:3
TEMPO: 2-1-2-1

In questo esempio, il soggetto sta sollevando 80 kg per 3 serie da 10 ripetizioni. Il tempo 2-1-2-1 indica che ci vogliono due secondi per sollevare il peso, un secondo di pausa in alto, due secondi per abbassare il peso e un'altra pausa di un secondo in basso.

Più veloci sono le ripetizioni, minore è la tensione muscolare. Al contrario, ridurre la velocità permette di avere un maggiore controllo sul tempo e sulla tensione muscolare.

Lo sviluppo della massa muscolare fondamentalmente è una questione di elevata tensione muscolare unita al sovraccarico progressivo. Maggiore è la tensione, più crescerai.

Tuttavia, ripetizioni più veloci ti consentono di utilizzare più peso e un carico maggiore produce una maggiore crescita muscolare.

Quindi quale è meglio? La verità è che funzionano entrambi. Provale entrambe e utilizzale in base ai tuoi obiettivi, allo specifico esercizio e al contesto.

LA CORRETTA RESPIRAZIONE

Indipendentemente dal T.U.T. che stai utilizzando, è fondamentale utilizzare la giusta respirazione quando svolgi una ripetizione.

Solitamente la pratica più comune richiede di inspirare nella parte facile del movimento, che spesso coincide con la fase di abbassamento, ed espirare nella parte più difficile, che spesso coincide con la fase ascendente. In parole più semplici, "soffiando" fuori l'aria dovresti riuscire a sollevare il peso.

Qualora l'esercizio richieda dei momenti di pausa in fondo o all'inizio del movimento, cerca di trattenere il respiro per i secondi di fermo. La respirazione dovrebbe seguire il ritmo del tempo, così da sincronizzare i muscoli e inspiro/espiro. Inoltre, il vantaggio di questo modello di respirazione, è che ti aiuta a seguire il ritmo durante il tuo allenamento poiché per ogni ripetizione inspiri ed espiri una volta. Questo ti permette di stimolare il tuo allenamento mentre fornisce ai muscoli un adeguato apporto di ossigeno.

Man mano che la tua esperienza di allenamento avanzerà, scoprirai che per alcuni esercizi è quasi impossibile respirare ad ogni ripetizione. Lo squat e la leg press sono due esempi: la maggior parte dei bodybuilder trattiene il respiro per una o due ripetizioni su questi esercizi.

In realtà negli squat questa è quasi una necessità perché fornisce l'aumento della pressione polmonare necessaria per fornire supporto extra al torace durante il movimento.

Il nostro consiglio è di lasciare che il corpo respiri da solo. È probabile che troverai facile respirare ad ogni ripetizione, soprattutto durante le serie di riscaldamento leggere, mentre terrai il respiro per una o due reps nelle serie più pesanti. In ogni caso non preoccuparti, la respirazione è una condizione fisiologica involontaria e il corpo dovrebbe riuscire a svolgere un ottimo lavoro nel regolarla in autonomia.

ALLENAMENTO A CEDIMENTO

Come dovresti aver compreso a questo punto del manuale, allenarsi fino al cedimento significa terminare una serie solo dopo che il muscolo non può più contrarsi, nel senso letterale del termine. Questo significa che hai tentato a fare un'ultima ripetizione ma hai fallito e non sei riuscito a concluderla perché il tuo muscolo ha smesso di reagire allo stimolo.

Probabilmente sentirai bodybuilder avanzati che sostengono che dovresti allenarti fino al cedimento in ogni serie. Da un punto di vista teorico questo suona fantastico e avrebbe perfettamente senso se il tuo sistema di recupero potesse tenere il passo. Tuttavia, sono veramente poche le fortunate persone che possono sopportare un allenamento basato sul cedimento ad ogni serie.

Seguendo un tale regime, i soggetti medi raggiungerebbero rapidamente il sovrallenamento poiché il loro sistema nervoso finirebbe per essere così affaticato che anche l'allenamento a intensità inferiori sarebbe difficile da portare a termine.

L'allenamento fino al cedimento provoca danni significativi alle fibre muscolari e ricercare il fallimento ad ogni serie crea una situazione in cui il sistema di recupero dell'organismo non è in grado di rigenerarsi prima dell'allenamento successivo. In questi casi alcuni soggetti potrebbero perfino sperimentare una regressione nelle dimensioni e nelle forza muscolare.

PRINCIPI PER LA CRESCITA MUSCOLARE

Sono due i principi di base che devono essere seguiti se si vuole continuare a progredire:

> I muscoli devono essere ripetutamente sottoposti a forme crescenti di sforzo e fatica (sovraccarico progressivo);

> Tra gli allenamenti deve esserci un tempo di riposo sufficiente per il pieno recupero.

Se stressi ripetutamente un determinato muscolo stimolandolo con dei carichi leggermente maggiori tra un allenamento e quello successivo (sovraccarico progressivo), il risultato finale sarà un muscolo più grande e più forte. Tuttavia questo si verifica solamente se al muscolo viene concesso un tempo di recupero adeguato tra gli allenamenti.

Se lo stress è eccessivo o il tempo di recupero è troppo breve, il muscolo non avrà il tempo di ricostruire le fibre muscolari e non si verificherà alcun miglioramento. Ecco perché allenarsi fino al cedimento su ogni set è troppo estenuante per la maggior parte delle persone.

In linea generale, suggeriamo di allenarsi a circa il 90-95% del cedimento sulla maggior parte delle serie e lasciare il cedimento alle ultime 1 o 2 serie di uno specifico esercizio.

Questo si traduce in allenarsi in buffer, ovvero tenendo in canna altre 1-2 ripetizioni, e arrivare al cedimento solo all'ultima serie o in esercizi che non sono pericolosi per la sicurezza e la salute. Solitamente questi includono gli esercizi di isolamento, i quali solitamente sono poco tassanti per il sistema nervoso centrale ed evitano situazioni pericolose in cui il soggetto potrebbe restare bloccato sotto al carico. Per lo stesso motivo, il cedimento è del tutto sconsigliato in esercizi multiarticolari complessi come squat o panca, in cui il sistema nervoso viene colpito più pesantemente e la possibilità di restare bloccati sotto al bilanciere è estremamente alta.

L'ORDINE DEGLI ESERCIZI

Spesso la maggior parte dei bodybuilder allena prima i muscoli più grandi perché richiedono più energia. Le gambe, il petto e la schiena richiedono molta più energia per essere stimolate rispetto ai bicipiti, ai tricipiti o alle spalle.

Inoltre, c'è anche una ragione più pratica per lasciare bicipiti e tricipiti alla fine della scheda: questi muscoli più piccoli, infatti, vengono utilizzati anche durante l'allenamento dei muscoli più grandi. I bicipiti assistono i muscoli della parte superiore della schiena in molti esercizi, mentre i tricipiti sono coinvolti in quasi tutti gli esercizi mirati per i pettorali.

Allenare prima i muscoli più piccoli ostacolerebbe i tuoi progressi
sui gruppi muscolari più grandi e renderebbe più probabile subire un infortunio. Le spalle possono facilmente essere inserite alla fine delle schede di petto o dorso, poiché i deltoidi anteriori e laterali sono coinvolti nell'allenamento delle spalle, mentre i deltoidi posteriori sono coinvolti nell'allenamento del dorso.

Al contrario, nella maggior parte dei casi non importa in quale ordine alleni petto e schiena se stai lavorando su entrambi nella stessa scheda. Ovviamente il principio base è quello della priorità muscolare: se noti che lo sviluppo della schiena inizia a rimanere indietro rispetto a quello del petto, riorganizza la tua routine di allenamento e dai priorità al gruppo muscolare più carente.

In altre parole, allena il dorso prima del petto. In questo modo dedicherai più energia allo sviluppo della parte meno sviluppata. Da un punto di vista più generale, questo vale per tutti i gruppi muscolari carenti: ricordati di dare loro la priorità, così da stimolare la loro crescita e raggiungere gli altri muscoli già sviluppati.

SPECIALIZZAZIONE

Come detto nelle righe precedenti, potresti notare che determinati muscoli restano indietro rispetto agli altri. Questo può valere anche per sezioni di uno stesso muscolo. Per esempio, la parte inferiore del petto potrebbe crescere abbastanza facilmente, mentre la parte superiore potrebbe apparire meno spessa. Oppure la tua schiena potrebbe essere larga, ma non avere profondità.

Anche se la genetica può interferire, il più delle volte è il tuo allenamento che deve essere modificato. Nelle pagine precedenti abbiamo detto le schede di un principiante dovrebbero essere composte perlopiù da esercizi multiarticolari. Questo perché gli esercizi complessi coinvolgono più muscoli e permettono di sollevare carichi maggiori. Tuttavia, spesso questi movimenti apportano maggiore tensione nella parte centrale del muscolo, fornendo meno stimoli alle sezioni inferiori e superiori. Questo significa che nel corso del tempo le estremità potrebbero restare indietro.

Il modo migliore per affrontare questo problema è iniziare una fase di specializzazione, ovvero aggiungere degli esercizi di isolamento, in particolare quei movimenti che prendono di mira le aree più deboli.

Non appena ti rendi conto di avere aree più deboli, lavora subito su di esse poiché più a lungo le ignori, più difficile sarà sistemarle in seguito. Se questo significa eliminare un esercizio fondamentale come squat o panca piana, fallo.

Con l'avanzamento della tua esperienza, il tuo allenamento dovrà evolversi da esercizi principalmente multiarticolari a un mix di esercizi fondamentali e di isolamento. Una volta che avrai raggiunto la massa muscolare che desideri, potrai dedicare la maggior parte della tua attenzione all'affinamento del tuo fisico e a migliorare i punti carenti.

Ecco alcuni suggerimenti su come incorporare la specializzazione nei tuoi allenamenti:

1. Dai la priorità ai tuoi punti deboli allenandoli per primi nei tuoi allenamenti. In questo modo sarai in grado di colpirli quando le tue riserve di energia sono al massimo.

2. Se hai tempo, dividi i tuoi allenamenti in due e allena i tuoi muscoli deboli da soli. Ad esempio, allena la parte superiore del petto o i bicipiti inferiori all'inizio della giornata e torna più tardi per svolgere la tua scheda di routine.

3. Per evitare il sovrallenamento, non utilizzare un programma specializzato per più di 6-8 settimane. Se inizi a sentire i sintomi del sovrallenamento, riduci la specializzazione.

4. Se, dopo averle dato tempo, un'area debole non risponde al "normale" allenamento di specializzazione, prova ad allenarla più spesso per due settimane. Anche se questo è un approccio radicale che non dovrebbe essere la tua prima scelta, di solito funziona per colpire un punto carente che non risponde in altro modo.

6
FREQUENZA E SPLIT SETTIMANALE

La quantità di tempo necessaria per recuperare tra gli allenamenti è influenzata da molti fattori, tra cui l'intensità dell'allenamento, le abitudini di sonno, l'alimentazione e, ancora una volta, la genetica.

Per un principiante il cui corpo non è abituato a fare esercizio intenso, è necessario un periodo di recupero più lungo. In media, ogni gruppo muscolare avrebbe bisogno tra le 48 e le 72 ore di recupero tra gli allenamenti.

LA FREQUENZA DI ALLENAMENTO

Per un neofita il modo migliore per ottenere dei buoni risultati è allenare tutto il corpo, usando almeno un esercizio per gruppo muscolare con un totale di 2 o 3 serie. I muscoli dovrebbero inoltre essere allenati almeno due giorni a settimana (multifrequenza) con un massimo di 3 allenamenti totali a settimana.

Con il miglioramento del livello di allenamento, il numero di sessioni settimanali può essere aumentato e lo sforzo fisico può essere incrementato suddividendo gli allenamenti in base alle parti del corpo. Questo significa che, invece di allenare tutto il corpo durante ogni allenamento, i gruppi muscolari vengono allenati in sessioni diverse.

La versione più popolare di questa routine è suddivisa in upper (parte superiore) e lower (parte inferiore), in cui metà dei muscoli vengono allenati in un giorno e l'altra metà il giorno successivo, con un giorno di riposo dopo queste due sessioni.

Tieni presente che non esiste un modo migliore per allenarsi. I social sono pieni di routine, sistemi di allenamento e strategia per manipolare il tempo delle ripetizioni e la tecnica. La realtà è che il corpo umano è incredibilmente bravo ad adattarsi, per cui qualsiasi stile di allenamento offrirà risultati per un po' di tempo prima di portare ad una situazione di stallo. La progressione, ancora una volta, è la chiave.

MIGLIORARE IL RECUPERO

La crescita muscolare può essere considerata un processo di compensazione in cui il tessuto danneggiato viene ricostruito in una versione leggermente più grande e più forte. Come è ovvio, maggiore è il danno inflitto, più tempo è necessario per la ricostruzione del muscolo.

Per esempio, due o tre serie di squat da 20 ripetizioni con 50 kg non possono neanche lontanamente essere paragonate a 6 ripetizioni di squat con 120 kg. In generale, più "heavy duty" è il tuo allenamento, maggiore è il tempo di recupero necessario.

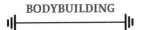

Anche la dieta gioca un ruolo enorme nei tempi di recupero. La maggior parte degli esperti concorda sul fatto che i bodybuilder abbiano bisogno di un apporto proteico maggiore rispetto ai soggetti sedentari. Quando il tessuto muscolare viene scomposto e riparato, è necessaria una quantità significativa di proteine alimentari per favorire questo processo.

Oltre alle proteine, un atleta ha bisogno di ricaricare anche i suoi livelli di glicogeno (la forma di deposito di carboidrati) tra gli allenamenti. Ecco perché è importante assicurarsi un adeguato quantitativo glucidico.

Il sonno è un altro elemento che ricopre un ruolo fondamentale nel processo di recupero. Contrariamente alla credenza popolare, i muscoli non crescono durante l'allenamento. Al contrario, il recupero, e quindi la crescita, avviene dopo che hai finito di allenarti e durante il sonno.

Non aspettarti di massimizzare i tuoi guadagni in termini di crescita muscolare se stai sempre fuori fino alle tre del mattino. Non c'è nulla di male nel passare fuori qualche venerdì, sabato o altre serate occasionali. Tuttavia non ti riprenderai, e quindi non crescerai, se finirai per dormire in media 4-5 ore a notte.

Per te potrebbe essere difficile riuscire a dormire otto ore. Lavoro, scuola, famiglia o responsabilità possono interferire con le tue abitudini di sonno e ridurre il tempo trascorso a riposare. Tieni presente che due o tre sessioni di sonno più brevi durante il giorno possono produrre quasi gli stessi benefici di una dormita più lunga. Questo significa che anche un paio di sonnellini possono migliorare il tuo recupero generale.

Ma perché il sonno è così importante? Durante il sonno il corpo scompone molte delle tossine prodotte durante l'esercizio. Ad esempio, l'ormone dello stress cortisolo rilasciato durante l'allenamento intenso, viene neutralizzato durante il sonno. Inoltre è stato dimostrato che testosterone e ormone della crescita, due dei più potenti anabolizzanti fondamentali per la costruzione muscolare, vengono prodotti maggiormente durante il sonno.

SPLIT DI ALLENAMENTO

Nelle prossime pagine approfondiremo alcune delle split di allenamento più diffuse.

WHOLE BODY — 3 VOLTE A SETTIMANA

Questa è la routine con cui la maggior parte dei principianti inizia e garantisce degli ottimi risultati. Questo approccio richiede di allenare tutto il corpo in ogni allenamento e prendersi un giorno di riposo tra una sessione e quella successiva.

Falla tre volte a settimana, con un giorno libero tra ogni allenamento. Il giorno di riposo tra gli allenamenti dà al corpo il tempo necessario per ripararsi prima del prossimo allenamento.

Lo svantaggio principale di questa routine è che sarai in grado di eseguire solo 2 o 3 serie per ciascun gruppo muscolare poiché volumi maggiori rischiano di provocare il sovrallenamento. Inoltre, fare 10 o 15 serie per ogni gruppo muscolare richiederebbe tre o quattro ore di allenamento!

UPPER – LOWER – 4 VOLTE A SETTIMANA

La divisione di quattro giorni alla settimana è probabilmente la routine più comune ed efficace per aumentare le dimensioni e migliorare la forza muscolare.

Il corpo è diviso in due metà, parte superiore e parte inferiore, e ciascuna metà è allenata due volte a settimana. Questo permette di allenarsi in multi-frequenza (allenare un gruppo muscolare più volte durante la settimana).

A differenza della routine whole-body, in cui tutti i muscoli devono essere allenati durante un allenamento, la divisione su quattro giorni ti permette di concentrati maggiormente su una specifica area. Questo significa che, invece di 2 o 3 serie di un esercizio, puoi fare 3 o 4 serie di due, tre o anche quattro esercizi diversi per ogni parte del corpo.

Ci sono due diversi approcci a questa split: puoi allenarti lunedì e martedì, prenderti il mercoledì libero, allenarti giovedì e venerdì e prenderti il fine settimana libero. In alternativa puoi alternare i quattro giorni come è più comodo per te e per il tuo recupero muscolare.

Alcune persone hanno difficoltà a seguire questa suddivisione su quattro giorni perché trovano due allenamenti di fila troppo faticosi. Per coloro che hanno bisogno di un giorno in più di riposo tra gli allenamenti, la split su due settimane potrebbe essere la soluzione.

SPLIT SU DUE SETTIMANE

Proprio come nella divisione su quattro giorni, dividi il tuo allenamento in regioni del corpo. Tuttavia, invece di allenarti due giorni di fila, ti allenerai un giorno e ti prenderai il giorno successivo di riposo.

Fondamentalmente distribuisci il tuo ciclo di allenamento su due settimane, di seguito trovi una tabella per aiutarti a comprendere meglio questa routine.

Settimana 1	Settimana 2
Lunedì: petto, schiena, bicipiti	*Lunedì:* Gambe, spalle, tricipiti
Mercoledì: gambe, spalle, tricipiti	*Mercoledì:* petto, schiena, bicipiti
Venerdì: petto, schiena, bicipiti	*Venerdì:* Gambe, spalle, tricipiti

SPLIT SU 6 GIORNI

Come per la divisione su quattro giorni, alleni gruppi muscolari diversi in giorni diversi. In questi casi, dividi il tuo allenamento in tre allenamenti separati, li esegui per tre giorni consecutivi e poi ti prendi un giorno libero.

Il vantaggio principale delle divisioni su sei giorni è che alleni solo un paio di gruppi muscolari al giorno. Questo significa che puoi allenare ogni muscolo con un volume maggiore.

Anche se in teoria suona un'ottima idea, la maggior parte dei bodybuilder scopre di poter sopportare questa split per un periodo di tempo limitato prima di tornare a una routine di quattro o cinque giorni alla settimana.

SPLIT SU SINGOLO GRUPPO MUSCOLARE

Il più grande ostacolo che la maggior parte delle persone deve affrontare quando cerca di aumentare la massa muscolare e la forza è il sovrallenamento.

Per il soggetto medio, trascorrere più di due ore in palestra per sei o sette giorni alla settimana non è possibile. Anzi, è controproducente.

Con questa split, invece di passare ore in palestra, è richiesto di colpire in modo aggressivo un gruppo muscolare con sessioni di circa 30-45 minuti. La cosa bella di questa routine è che soddisfa le esigenze di chi desidera andare in palestra 4-5 volte a settimana ma non vuole mettere a rischio il sistema di recupero. Inoltre, questa split ti consente di eseguire più serie per uno specifico gruppo muscolare. Questo significa che invece di 10-12 serie, potresti farne da 15 a 20. Questo ti permette di colpire il muscolo da ogni angolo, rendendola particolarmente efficace per lavorare sui punti carenti.

Ecco un esempio della routine di un muscolo al giorno:

Giorno della settimana	Gruppo muscolare
Lunedì	Gambe
Martedì	Petto
Giovedì	Dorso
Venerdì	Spalle
Domenica	Braccia

QUANTO DEVE DURARE UN ALLENAMENTO?

Esiste una stretta relazione tra la durata e il tipo di allenamento. Se esegui pochi set e ripetizioni ad alta intensità, entrerai e uscirai dalla palestra in meno di 20 minuti. Al contrario, una routine di 20 serie per parte del corpo potrebbe farti allenare per oltre due ore.

In linea generale, gli allenamenti dovrebbero durare dai 45 ai 90 minuti inclusa una sessione di cardio.

Il tema della durata dell'allenamento è da sempre dibattuto: alcuni suggeriscono che il corpo umano abbia riserve di energia solo per circa 60 minuti e allenamenti di due o tre ore mettono a dura prova il sistema di recupero. Altri ritengono di non riuscire a stimolare in modo adeguato il muscolo con un allenamento troppo breve.

Se adotti un approccio ad alto volume, concediti dai 90 ai 120 minuti. Se l'allenamento ad alta intensità è la tua preferenza, allora sessioni da 30 a 45 minuti sono più che sufficienti.

IL SOVRALLENAMENTO

RICONOSCERE IL SOVRALLENAMENTO

Che ci crediate o no, l'errore più grande che fa la maggior parte dei bodybuilder è di allenarsi troppo, non troppo poco. C'è una linea sottile tra fare abbastanza esercizio fisico per stimolare la crescita muscolare e farne così tanto che il corpo non riesce a riprendersi.

Il sovrallenamento si verifica quando il volume o l'intensità dell'allenamento supera la capacità del soggetto di recuperare. Quando ciò accade, si verificherà una scarsa o nulla crescita muscolare. Il tessuto muscolare può perfino diminuire se la persona non esce dallo stato di sovrallenamento, anche detto over-reaching.

Anche se la perdita muscolare è una cosa negativa, infortunarsi a causa del sovrallenamento è ancora peggio. Ecco perché è così importante riconoscere i segnali che il corpo ci invia.

Nella maggior parte dei casi il sovrallenamento ha cinque potenziali cause:

1. Eseguire troppe serie in troppi giorni alla settimana, anche quando i livelli di intensità sono bassi. In altre parole, non dare ai muscoli abbastanza tempo di riposo per recuperare in modo adeguato.

2. Allenarsi con serie ad alta intensità troppo spesso ogni settimana. Il risultato finale è un sovraccarico eccessivo sul sistema nervoso, sulle ghiandole surrenali e un affaticamento generale del corpo.

3. Allenarsi con il giusto numero di serie e ripetizioni, ma per troppi giorni alla settimana. Ancora in questo caso il sistema nervoso finisce per affaticarsi e sovraccaricarsi.

   Questa forma di sovrallenamento porta alla fatica generale e a ridotti livelli di motivazione.

4. Allenarsi con serie e ripetizioni adeguate ma con un'intensità troppo elevata. Il corpo finisce per essere inondato da ormoni catabolici come il cortisolo ed essere affaticato, oltre a bloccare la crescita muscolare.

5. Allenare gli stessi gruppi muscolari troppe volte alla settimana. Molti bodybuilder sovrallenano alcuni muscoli come le braccia o il petto. La maggior parte delle persone ha bisogno di colpire gli stessi muscoli solo due volte a settimana, oltre potrebbe essere controproducente.

Inoltre, il sovrallenamento non si limita a influenzare le strutture fisiche del corpo come muscoli, tendini e legamenti. Vi è anche una componente psicologica. Per esempio, i bodybuilder che si trovano in uno stato di sovrallenamento grave segnalano una serie di problemi emotivi tra cui ansia, mancanza di motivazione e persino depressione.

Infine, non va trascurato il rapporto tra sovrallenamento e malattia. Molte ricerche scientifiche e rapporti aneddotici suggeriscono che il sovrallenamento possa indebolire e deprimere il sistema immunitario del corpo, rendendolo più suscettibile a batteri, virus e altri agenti patogeni.

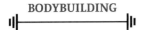

EVITARE IL SOVRALLENAMENTO

Di seguito trovi qualche consiglio per evitare situazioni di over-reaching.

1. **Aggiungi delle serie solamente per una o due parti del corpo alla volta**
   Volumi maggiori possono inficiare il recupero e l'organismo si sovraccaricherà rapidamente. Ad esempio, se decidi di specializzarti sulle gambe, non modificare il numero di serie per gli altri gruppi muscolari.
   Se stai seguendo un vero programma di specializzazione, probabilmente vorrai ridurre il numero di serie per i tuoi gruppi muscolari più forti e aumentarli per quelli carenti.

2. **Segui una routine di allenamento adeguata al tuo livello di esperienza**
   Le schede di allenamento dei professioni sono troppo intense per i principianti o chi si trova a un livello intermedio. Ecco perché non devi copiare le routine di altre persone o degli influencer che trovi online: potrebbero facilmente fare più danni che bene.

3. **Presta molta attenzione a tutti i segnali che il tuo corpo ti manda**
   Se ti senti stanco e pigro prima ancora di entrare in palestra, anche un allenamento di normale intensità potrebbe essere troppo. Potresti essere ammalato e un allenamento non solo sarà difficile da realizzare, ma abbasserà il tuo sistema immunitario.
   Allo stesso modo, una giornata stressante in ufficio o a scuola può inficiare la tua performance. Ricorda che c'è una linea sottile tra un buon allenamento e sovrallenamento. Ascolta attentamente il tuo quando ti parla.

4. **Non esagerare con le tecniche di intensità**
   Quando decidi di iniziare ad aggiungere delle tecniche di allenamento avanzate al tuo programma (rest-pause, pre-esaurimento, drop-set, ecc.) fallo con parsimonia. Non eseguire ogni serie di ogni esercizio in modalità avanzata o raggiungerai presto il sovrallenamento.

5. **Cicla i tuoi allenamenti su base settimanale**
   Ad esempio, fai una settimana "heavy" usando pesi pesanti e lavorando sulle 6-8 ripetizioni e una più "light" con carichi più leggeri e range di ripetizioni incluse tra le 12-15. Questo approccio aiuta anche i tuoi muscoli a svilupparsi meglio.

6. **Fai molta attenzione alla tua dieta**
   Assicurati di consumare tutti i nutrienti essenziali e necessari per massimizzare le tue capacità di recupero.

7. **Riposati a sufficienza**
   Senza un adeguato riposo, al tuo corpo non verrà mai data la possibilità di riprendersi. Se per qualche ragione perdi qualche ora di sonno della sera prima, prova a fare un pisolino durante il giorno. È incredibile cosa può fare un pisolino di 15-20 minuti per ricaricare il tuo livello di energia.

7
ESERCIZI DI BODYBUILDING

In questo capitolo troverai le descrizioni degli esercizi che abbiamo citato nel corso di questo libro e che rappresentano gli esercizi più importanti di una buona routine di allenamento.

Anche se abbiamo cercato di essere il più chiari possibile, occasionalmente potrebbe essere necessario verificare la tecnica e l'esecuzione con un bodybuilder avanzato o un personal trainer.

Chiedigli di osservarti mentre esegui un paio di serie e correggi eventuali errori che potresti commettere durante l'esecuzione.

Inoltre, ricordati di non eseguire mai un esercizio se non sei sicuro della tecnica corretta. Controlla la sua descrizione in questo libro, cerca un video su YouTube o osserva un bodybuilder avanzato in palestra.

Prima di iniziare ad analizzare gli esercizi nello specifico, vogliamo concentrarci su due setting fondamentali per una corretta esecuzione. Nello specifico:

SETTING SCAPOLARE
Questa posizione è fondamentale per aumentare il controllo delle spalle e di tutta la zona scapolare e per allenare in modo efficace la parte superiore.

Questo setting coinvolge tutti i movimenti di spinta e di tirata poiché può migliorare la stabilità delle articolazioni coinvolte e può attivare meglio i muscoli target di questi esercizi.

In linea generale, tieni a mente queste due linee guida fondamentali:

› **Esercizi di tirata orizzontale (per esempio rematori):** in questi esercizi adduci le scapole e fai in modo che seguano il movimento dell'omero. Dovrebbero quindi essere depresse ed aprirsi nella parte finale della tirata.

› **Esercizi di distensione orizzontale (per esempio chest press):** in questi esercizi cerca di mantenere le spalle addotte e depresse per tutta la durata del movimento. Questo significa tenerle il più lontane possibile dalle orecchie e ben aperte indietro.

› **Esercizi di trazione verticale (per esempio trazioni):** nella parte iniziale di questi esercizi le scapole si trovano rivolte verso l'alto ma è importante deprimerle prima di iniziare il movimento.

Durante una trazione, per esempio, le scapole dovranno essere depresse per tutto il tempo e dovranno seguire il movimento dell'omero.

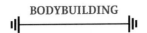

> **Esercizi di spinta verticale (per esempio lento avanti):** anche in queto caso le scapole devono essere addotte e depresse prima di iniziare l'esercizio. Solo durante il movimento dovranno alzarsi e ruotare verso l'esterno seguendo la flessione dell'omero.

Nella pagine in cui ci dedicheremo agli esercizi per la parte alta troverai numerosi riferimenti al setting scapolare, in base al tipo di esercizio specifico, ricordati di adattare la posizione delle tue scapole.

RETROVERSIONE E ANTIVERSIONE DEL BACINO

Per allenare correttamente la parte inferiore del corpo è importante conoscere questi due movimenti a carico del bacino. Diventarne consapevoli, infatti, ti permetterà di capire come attivare in modo più efficace i tuoi muscoli target in esercizi come squat o stacchi.

> **Retroversione del bacino**
> La retroversione è il movimento con cui il bacino e le creste iliache ruotano indietro, facendo così diventare piatta la zona lombare e accorciando i glutei.
> Il vantaggio di questa posizione è che permette di aumentare la stabilità del core, soprattutto in esercizi in cui il carico è piuttosto elevato.

> **Antiversione del bacino**
> Si tratta del movimento opposto al precedente, in cui il bacino e le creste iliache ruotano in avanti allungando la zona lombare e facendo emergere i glutei.
> Anche se questa posizione non è utilizzata nei movimenti principali, è utile conoscerla per aumentare la consapevolezza di questa zona del corpo.

Questi termini verranno utilizzati perlopiù negli esercizi dedicati alla parte inferiore del corpo. Tienili a mente per rendere più efficace e sicuro il tuo movimento.

ADDOMINALI

CRUNCHES

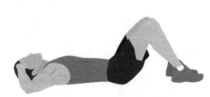

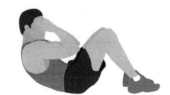

Muscoli coinvolti
I crunches lavorano principalmente sugli addominali alti, ma c'è anche una buona stimolazione degli addominali bassi. Inoltre, l'esercizio coinvolge i flessori dell'anca.

Esecuzione
1. Avrai bisogno di una panca piana o di una sedia per eseguire questo esercizio. Sdraiati sul pavimento e appoggia i polpacci alla panca. Regola la distanza dalla panca in modo che le tue cosce siano perpendicolari al pavimento.

2. Alza le spalle, cercando di portare il petto verso le ginocchia, guarda il soffitto durante tutto il movimento.
3. Evita di compensare il movimento con altri muscoli o facendo leva con le gambe sulla panca. Inoltre, cerca di non rimbalzare a terra mentre esegui le ripetizioni.

Consigli

La maggior parte dei bodybuilder considera i crunches uno dei migliori esercizi per gli addominali. All'inizio puoi eseguire il movimento con le mani lungo i fianchi. Man mano che diventi più forte, metti le mani ai lati della testa o eseguili con un disco che possa aggiungere peso.

Consigli per colpire il muscolo target:
› Contrai i glutei per avere un miglior controllo del movimento,
› Concentrati sul far partire il movimento dal core e contrai bene gli addominali quando arrivi in cima.

CRUNCH INVERSI

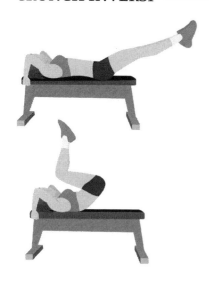

Muscoli coinvolti
I crunch inversi lavorano principalmente sugli addominali bassi, ma anche sugli obliqui, sulla parte bassa della schiena e anche sugli addominali alti.

Esecuzione
1. Sdraiati sulla schiena e solleva le gambe dal pavimento o dalla panca, con le dita dei piedi rivolte verso il soffitto e le ginocchia leggermente piegate.
2. Posiziona le tue mani lungo i fianchi e solleva i glutei dal pavimento usando solamente la forza dei tuoi muscoli addominali. Il tuo bacino dovrebbe avvicinarsi al petto.
3. Evita compensazioni o rimbalzi con altri muscoli del corpo per rendere più efficace l'esercizio. Inoltre, ricordati che il movimento deve sempre essere lento e controllato.

Consigli
Ricordati di tenere le ginocchia leggermente piegate e di non muovere troppo la zona lombare. Con il tempo puoi aumentare l'intensità di questo esercizio aggiungendo un manubrio tra le caviglie o altri pesi che possano aumentare il carico sollevato dagli addominali.

Consigli per colpire i muscoli target:
› Focalizzati sull'attivazione degli addominali per controllare il movimento,
› Solleva il torace di massimo 30° per accentuare la flessione del tronco.

CRUNCHES CON LA SWISS-BALL

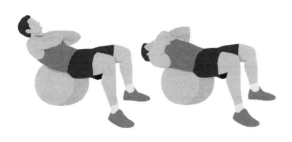

Muscoli coinvolti
Questo tipo di crunches lavorano principalmente gli addominali alti ma sono coinvolti anche gli addominali bassi, gli obliqui e la parte bassa della schiena.

Esecuzione
1. Siediti sulla palla. Cammina lentamente in avanti con i piedi. Sdraiati in modo che la palla sia posizionata lungo la curva naturale della parte bassa della tua schiena.
2. Da qui il movimento è praticamente identico a quello dei crunches sul pavimento. Con le mani dietro la testa, i gomiti rivolti verso l'esterno e gli occhi puntati verso il soffitto, arrotonda lentamente il busto verso il bacino.
3. Ritorna lentamente alla posizione di partenza, con il busto inarcato sulla palla.

Consigli
I due principali vantaggi dei crunches con la swiss-ball sono che ti permettono di allenare gli addominali con un range di movimento leggermente maggiore e costringono gli altri muscoli più piccoli del core a lavorare come stabilizzatori.

Consigli per colpire i muscoli target:
› Usa gli addominali per controllare il movimento,
› Cerca di accentuare la flessione del tronco quando arrivi in cima.

PASSAGGI CON LA PALLA MEDICA

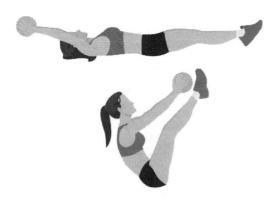

Muscoli coinvolti
I passaggi con la palla medica permettono di lavorare sull'intera area addominale in modo abbastanza completo.

Esecuzione
1. Sdraiati sul pavimento con le gambe distese e posiziona una palla medica tra i piedi.
2. Piega lentamente le ginocchia verso il busto e afferra la palla con le mani.
3. Sdraiati con controllo e porta la palla dietro di te, allungando le braccia dietro di te e allungando le gambe fino a poco prima del pavimento.
4. Alza nuovamente le gambe e il busto e riposiziona la palla tra i tuoi piedi.

Consigli

Questo è uno degli esercizi addominali più difficili ma più efficaci. Come nella maggior parte degli esercizi per gli addominali, ti consigliamo di tenere lo sguardo rivolto verso la parte bassa della schiena mentre allunghi le gambe.

Con il passare del tempo, puoi incrementare progressivamente il peso della palla medica per aumentare l'intensità dell'esercizio.

Consigli per colpire i muscoli target:
› Cerca di usare esclusivamente la zona addominale durante l'esercizio, senza aiutarti con rimbalzi,
› Contrai i glutei per avere maggiore stabilità.

RUSSIAN TWIST

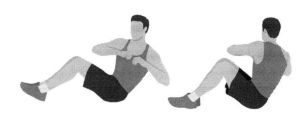

Muscoli coinvolti
I russian twist permettono di lavorare gli addominali alti e bassi, così come gli obliqui.

Esecuzione
1. Siediti sul pavimento con le gambe distese in avanti e una leggera flessione delle ginocchia.
2. Se vuoi, puoi tenere una palla medica tra le mani. Inclinati leggermente indietro.
3. Gira lentamente il busto da un lato e poi torna al centro per un secondo.
4. Ruotati anche dall'altra parte e torna al centro.

Consigli

Per rendere questo esercizio più impegnativo, solleva i piedi da terra. Questo aumenterà il lavoro dei muscoli stabilizzatori e renderà l'esercizio più intenso.

Anche in questo caso, dato che l'esercizio può essere svolto con una palla medica, potrai aumentare la difficoltà scegliendo una palla medica con un peso maggiore.

Consigli per colpire i muscoli target:
› Mantieni i glutei contratti per tutto l'esercizio per stabilizzare il core,
› Contrai bene gli addominali ogni volta che ti pieghi verso un lato.

SOLLEVAMENTO DELLE GAMBE

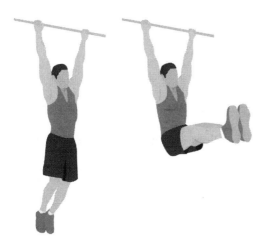

Muscoli coinvolti

Questo esercizio lavora principalmente sugli addominali inferiori, ma anche sugli addominali alti e i flessori dell'anca sono stimolati.

Esecuzione

1. Per questo esercizio puoi usare la sbarra per trazioni. Salta in alto e afferra la sbarra con entrambe le mani.
2. Solleva le gambe fino a raggiungere una posizione parallela al pavimento, tenendo le ginocchia leggermente piegate. Esegui il movimento lentamente e senza oscillare con il busto.
3. Abbassale lentamente fino a quando non sono di nuovo in linea con la parte superiore del tuo corpo.

Consigli

Alcuni bodybuilder eseguono questo movimento con le ginocchia completamente distese. In realtà questo provoca stress alla parte bassa della schiena e può portare a fastidi o dolori indesiderati.

Ricordati di non fare oscillare le gambe su e giù in quanto non è questo lo scopo dell'esercizio: solleva la parte inferiore del corpo usando la sola forza addominale, non lo slancio.

Con il tempo, potrai aggiungere una zavorra per aumentare il lavoro a carico degli addominali.

Consigli per colpire i muscoli target:

› Concentrati sull'attivazione degli addominali per controllare il movimento dall'inizio alla fine,
› Esegui il movimento con controllo per evitare compensazioni.

SOLLEVAMENTO DELLE GAMBE DA SDRAIATO

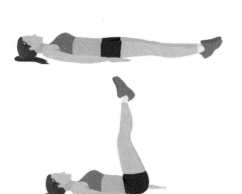

Muscoli coinvolti

Gli addominali alti e i flessori dell'anca sono entrambi attivi, ma l'area muscolare che lavora maggiormente sono gli addominali bassi.

Esecuzione

1. Sdraiati supino (a faccia in su) su una panca piana o sul pavimento e afferra la base della panca o un peso dietro di te.
2. Alza le gambe fino a raggiungere una posizione verticale, tenendo i glutei a terra. Ricordati di mantenere una leggera flessione delle ginocchia.

3. Resta un secondo in posizione e poi abbassa lentamente le gambe.
4. Cerca di non toccare la panca o il pavimento con le gambe. Questo manterrà la tensione sugli addominali per tutto il tempo dell'esercizio.

Consigli
Anche in questo caso ricordati di non eseguire il movimento con le gambe dritte. Inoltre, resisti all'impulso di usare la parte superiore del corpo per sollevare le gambe e usa solo la forza addominale.

Se usi una panca inclinata, inizia l'esercizio nella posizione più bassa per aumentare il range di movimento.

Man mano che diventi più forte puoi aumentare l'angolo della panca, rendendo così l'esercizio più difficile.

Consigli per colpire i muscoli target:
› Usa solo gli addominali per controllare il movimento,
› Contrai bene gli addominali alla fine del movimento.

SIT-UP ALLA PANCA ROMANA
Muscoli coinvolti
I sit-up alla panca romana lavorano principalmente sulla regione addominale inferiore, ma anche gli addominali alti vengono stimolati. A seconda del rapporto tra lunghezza della gamba e della parte superiore del corpo, potresti renderti conto che i flessori dell'anca fanno gran parte dello sforzo.

Solo tu puoi giudicare quanto sia efficace questo esercizio per gli addominali. Se ritieni che i tuoi addominali stiano lavorando poco, opta per un altro esercizio.

Esecuzione
1. La panca romana è simile a una panca ma ha un paio di supporti per i piedi.
2. Siediti e ancora i piedi sotto ai supporti (di solito sono rulli rotondi imbottiti).
3. Lentamente piegati all'indietro sulla panca. Fai una pausa in basso e poi torna alla posizione di partenza.
4. Prova ad usare solamente i tuoi addominali e non i flessori dell'anca.

Consigli
I sit-up alla panca romana sono molto efficaci per lavorare la regione addominale inferiore, dato che piegando e bloccando le gambe è praticamente impossibile imbrogliare.

Se c'è uno svantaggio in questo esercizio, è lo stress posto sulla parte lombare. Alcuni bodybuilder trovano questo modo di inarcare la schiena piuttosto doloroso. Prova questo esercizio e guarda come ti senti, se senti dolore opta per altri esercizi.

Consigli per colpire i muscoli target:
> In questo esercizio dovresti riuscire facilmente a concentrarti sull'attivazione degli addominali per controllare il movimento,
> Contrai bene il core a fine movimento.

CRUNCHES AL CAVO

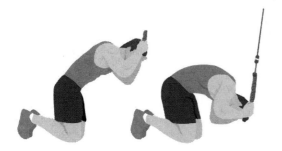

Muscoli coinvolti
I crunches al cavo allenano l'intera regione addominale. Anche gli obliqui, i flessori dell'anca e il dentato entrano in gioco.

Esecuzione
1. Inginocchiati di fronte a una macchina per il pulldown e afferra la corda con doppia presa. Piegati in avanti in modo che la corda si trovi sopra il tuo collo, con ciascun lato che sfiora un orecchio.
2. Mantenendo le ginocchia e i piedi ben saldi a terra, piegati in avanti fino a quando la fronte non si trova a un paio di centimetri dal pavimento. Muovi solo il core, mantieni ferme gambe, spalle e glutei.
3. Con controllo ritorna alla posizione di partenza sollevando il busto.

Consigli
Questo è uno degli esercizi più difficili da padroneggiare poiché il corpo cerca di imbrogliare facendo oscillare il busto su e giù.
Anche con una buona tecnica, alcuni soggetti non ottengono molti risultati da questo esercizio. Altri invece devono prima affaticare gli addominali con un altro esercizio per percepire i benefici dei crunches al cavo. Se non hai subito un buon feeling con questo esercizio dedica del tempo ad imparare il movimento corretto.

Consigli per colpire i muscoli target:
> Cerca di percepire il movimento nella regione del core e non in distretti vicini,
> Fai il movimento lentamente per sentire lavorare i muscoli e contraili quando arrivi nel punto più basso.

QUADRICIPITI

SQUAT

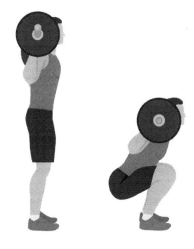

Muscoli coinvolti

Anche se principalmente sono considerati ottimi per i quadricipiti, gli squat stimolano l'intera regione della gamba. Anche i glutei ottengono una buona stimolazione, mentre i polpacci e i femorali aiutano a stabilizzare le gambe mentre ti muovi su e giù.

Anche se potresti non pensare a loro quando si parla di squat, gli erettori spinali (ovvero i muscoli della parte bassa della schiena) servono a mantenere il corpo in posizione eretta. In realtà, essi sono spesso l'anello debole dato che la maggior parte degli infortuni provocati durante gli squat si concentrano intorno alla regione lombare. Questo è il motivo per cui devi essere molto concentrato quando esegui questo esercizio.

Esecuzione
1. Posiziona il bilanciere sul rack, all'altezza delle spalle e carica il peso desiderato.
2. Posizionati sotto il bilanciere con piedi con i piedi leggermente più larghi dei fianchi. Le dita dei piedi dovrebbero essere rivolte leggermente verso l'esterno, di circa 5-20 gradi verso l'esterno (più ampia è la posizione, più dovrai ruotare i piedi verso l'esterno).
3. Guarda dritto davanti a te e mantieni lo sguardo in avanti per tutto il movimento. Tieni il petto aperto e la colonna vertebrale in posizione neutra. Il tuo peso deve essere distribuito in modo uniforme sui piedi. Mantieni il core ben contratto e attivo.
4. Respira profondamente dallo stomaco, piega le anche e spingi indietro il sedere. Continua ad andare indietro con i fianchi mentre le ginocchia iniziano a piegarsi. È importante iniziare con i fianchi e non piegando le ginocchia.
5. Mentre ti accovacci, concentrati sul mantenere le ginocchia in linea con i piedi. Molti nuovi atleti devono concentrarsi sullo spingere le ginocchia in fuori così da evitare infortuni.
6. Accovacciati fino a quando l'articolazione dell'anca è almeno parallela alle ginocchia. Mantieni la colonna vertebrale in posizione neutra, il core ben compatto ed evita di portare il bacino in retroversione.
7. Tenendo tutto contratto, espira e spingi attraverso i talloni mantenendo anche le punte dei piedi a terra.
8. Spingi le ginocchia verso l'esterno e contrai il sedere per assicurarti di usare i glutei. Ritorna nella posizione iniziale.

Consigli

La maggior parte degli appassionati considera gli squat l'esercizio re per la costruzione dei quadricipiti. Questo è vero se viene fatto correttamente; quando svolto in modo improprio e potrebbe non avere questa stessa efficacia.

Se all'inizio hai paura del peso, prova ad usare uno squat rack con dei perni di sicurezza, ovvero dei perni su cui puoi appoggiare la sbarra se non riesci più a risalire dal movimento. Se la tua palestra non ne ha uno, assicurati di avere uno o due spotter che ti possano osservare e aiutare.

Inoltre, ricordati di non rimbalzare in alto o in fondo al movimento. Tieni a mente che hai un bilanciere carico sulle spalle, che sta mettendo molto stress sulla tua colonna vertebrale; ecco perché è importante mantenere il controllo del peso durante tutto il movimento.

Evita di appoggiare il bilanciere alla base del cranio, ma posizionalo sul trapezio per evitare successivi dolori al collo.

Per quanto riguarda la posizione delle gambe, essa è abbastanza soggettiva e dipende molto dalla flessibilità di anche e caviglie. In linea generale, la posizione dovrebbe essere circa alla larghezza delle spalle e con le punte dei piedi leggermente extra-ruotate.

Più ampia è la posizione, maggiore è il coinvolgimento dei glutei. I powerlifter, per esempio, usano una posizione abbastanza ampia perché hanno bisogno della grande potenza dei glutei per sollevare pesi così elevati.

Consigli per colpire i muscoli target:
› Quando ti rialzi cerca di far partire il movimento dalle piante dei piedi e contrai i glutei,
› Assicurati di arrivare almeno fino al parallelo per sentire lavorare bene le gambe.

SQUAT ALLA SMITH-MACHINE

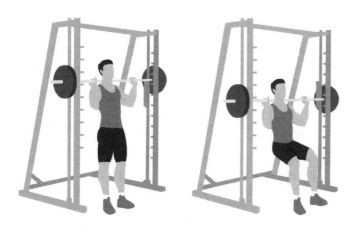

Muscoli coinvolti
Questo esercizio lavora principalmente sui quadricipiti e sui glutei, ma anche sulla parte bassa della schiena, sui femorali e sui polpacci.

Esecuzione
1. Imposta la sbarra ad un'altezza appena inferiore alle tue spalle e caricala con il peso che desideri.
2. Infilati sotto la sbarra, rilascia i fermi laterali e abbassati come faresti in uno squat con il bilanciere.
3. Mantieni il controllo per tutta la discesa e fermati un secondo sotto il parallelo. Ricordati di non portare il bacino in retroversione e di mantenere la colonna vertebrale in posizione neutra.
4. Risali con controllo per tornare nella posizione di partenza.

Consigli

Come negli gli squat regolari, cerca di non rimbalzare alla fine e all'inizio del movimento. È importante focalizzare tutto il movimento sulle gambe e non sulla zona lombare della schiena.

Prova a sperimentare diverse posizioni dei piedi: sia larghe che strette, avanti e indietro. La smith-machine, infatti, permette di usare delle posizioni dei piedi che sarebbero impossibili con un normale squat con bilanciere. Ne consegue che puoi ottenere delle ottime stimolazioni diverse.

Consigli per colpire i muscoli target:

> Anche in questo caso cerca di far partire la risalita direttamente dalle piante dei piedi,
> Se vuoi sentire maggiormente i quadricipiti, aggiungi un rialzo sotto i talloni e accovacciati il più possibile, cercando di raggiungere i polpacci con i glutei.

LEG-PRESS

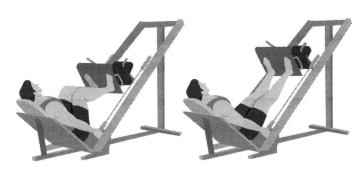

Muscoli coinvolti

Il design della leg press fa sì che la maggior parte dello stress sia posto sui quadricipiti. C'è poco coinvolgimento dei glutei e gli erettori spinali sono del tutto eliminati dall'esercizio.

I polpacci e i femorali svolgono un piccolo ruolo nella stabilizzazione delle gambe.

Esecuzione

1. Per svolgere questo esercizio avrai bisogno di una macchina leg press e di aggiungere il peso desiderato.
2. Siediti sull'apposita sedia e posiziona i piedi sul piano di pressatura. Solitamente i piedi possono essere posti alla larghezza delle spalle, ma puoi variare la posizione per concentrare la stimolazione su diverse aree delle gambe. In linea generale, le punte dei piedi dovrebbero essere leggermente extra-ruotate e le ginocchia non dovrebbero superare la punta delle dita dei piedi.
3. Allunga le gambe fino a quando non sono dritte, ma evita di distendere il ginocchio. Fai una pausa di un secondo.
4. Piega le gambe fino a quando le ginocchia non sfiorano il petto. Ricordati di eseguire il movimento in modo lento e controllato per tutto il tempo. Mantieni la posizione per un secondo prima di distendere nuovamente le gambe.

Consigli

Gli atleti con problemi al ginocchio o alla schiena spesso trovano che la leg press possa far lavorare i quadricipiti a sufficienza senza aggravare i lombari come accade nello squat.

Come per gli squat, più ampia è la posizione dei piedi, maggiore è il coinvolgimento dei glutei. Facendo una V con i piedi (talloni uniti, dita dei piedi divaricate) puoi lavorare in modo ottimale l'area a goccia che si trova sopra al ginocchio e solitamente è difficile da allenare (vasto mediale).

Forse il più grande vantaggio delle leg press è la quantità di peso che puoi usare. A differenza degli squat, nei quali la parte bassa della schiena è un fattore limitante, la leg press ti permette di sollevare centinaia di kg con un rischio piuttosto basso. Non passerà molto tempo prima che tu abbia sei, sette, otto o più dischi su ogni lato.

A condizione che tu faccia l'esercizio con una buona tecnica, puoi davvero scatenare il tuo ego in questo esercizio. Questo perché la zona lombare è quasi del tutto eliminata e anche le ginocchia non sono sottoposte a stress eccessivo.

L'unico avvertimento riguarda l'iperestensione delle gambe: se metti i piedi troppo in basso quando premi sulla pressa, rischi di bloccare le gambe e costringerle in una posizione iperestesa pericolosa per il ginocchio. Quando esegui l'esercizio non bloccare con forza le gambe, altrimenti potresti danneggiare tessuti connettivi di sostegno del ginocchio.

Consigli per colpire i muscoli target:
› Se vuoi percepire maggiormente la catena posteriore puoi provare una leg press con i piedi più in alto, le punte rivolte verso l'alto e una stance più stretta,
› Per migliorare il coinvolgimento muscolare cerca di far partire il movimento dalla pianta dei piedi.

HACK-SQUAT

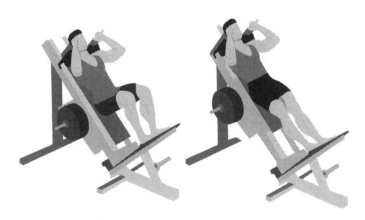

Muscoli coinvolti
L'hack-squat è spesso usato per creare un bell'aspetto voluminoso nell'area dei quadricipiti esterni (vasto laterale). Inoltre, è utile anche per ottenere una bella forma a "lacrima" nell'area che si trova appena sopra al ginocchio nella zona del quadricipite interno (vasto mediale).

Esecuzione
1. Per svolgere questo esercizio devi avere a disposizione una macchina hack-squat. Caricala con il peso desiderato.
2. Posiziona i piedi alla larghezza delle spalle sulla pedana inclinata della macchina, rivolgi le punte leggermente verso l'esterno e appoggia le spalle sotto agli appositi cuscinetti.
3. Sollevati per sbloccare la macchina. Abbassati lentamente piegando le ginocchia e scendi fino a quando le cosce non sono parallele alla pedana. Mantieni la posizione per un secondo ed evita la retroversione del bacino.
4. Usando solamente la forza dei quadricipiti, torna alla posizione di partenza con controllo.

Consigli
Come nel caso della leg press e dello squat alla smith-machine, puoi giocare con la posizione del piede per stressare diverse parti dei quadricipiti.

Anche in questo vale lo stesso discorso valido anche per altri tipi di squat: non rimbalzare nella parte inferiore del movimento, poiché questo sottopone a uno sforzo tremendo i legamenti del ginocchio.

Consigli per colpire i muscoli target:
> Mantieni i piedi ben saldi a terra per assicurarti una spinta efficace per tutto il movimento,
> Opta per movimenti controllati e concentrati sul contrarre i quadricipiti nella parte inferiore del movimento.

LEG-EXTENSION

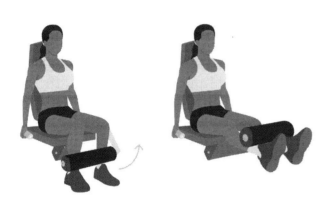

Muscoli coinvolti
La leg-extension è perfetta per costruire i muscoli intorno all'area del ginocchio. Inoltre, è anche un esercizio fisioterapico molto efficace. Dopo un intervento chirurgico al ginocchio, la maggior parte degli atleti è limitata nella tipologia di esercizi diretti per le gambe che possono eseguire. Le estensioni delle gambe sono ottime per rafforzare non solo i muscoli, ma anche i tendini e i legamenti associati.

Esecuzione
1. Siediti sull'apposita sedia della macchina e posiziona i piedi sotto ai rulli imbottiti.
2. Lentamente, solleva le gambe fino alla massima estensione e contrai i quadricipiti.
3. Mantenendo il controllo, abbassa le gambe e ritorna nella posizione di partenza.

Consigli
Se hai accesso a un macchinario leg-extension che ti permette di fare l'esercizio sdraiato sulla schiena, approfittane. Non è possibile utilizzare la stessa quantità di peso, ma questo viene compensato lavorando i quadricipiti attraverso un maggiore raggio di movimento. Il rovescio della medaglia è che fare l'esercizio in questo modo pone più stress sulla parte bassa della schiena.

Resisti alla tentazione di far cadere il peso nella posizione di partenza. Come in altri esercizi, almeno il 50% del movimento è dato dalla fase negativa (abbassamento). Per compensare eventuali asimmetrie puoi eseguire l'esercizio una gamba alla volta.

Consigli per colpire i muscoli target:
> Evita di abbassare del tutto i piedi, in questo modo i quadricipiti saranno soggetti a una tensione costante,

> Contrai i quadricipiti per almeno un secondo quando raggiungi la porzione superiore del movimento.

SISSY SQUAT

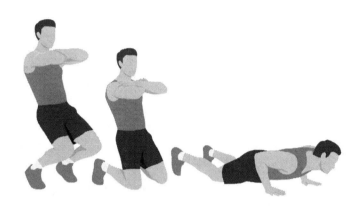

Muscoli coinvolti
I sissy squat sono simili agli hack-squat in quanto aggiungono un grande movimento alla parte esterna delle cosce.

Sebbene siano un lavoro con maggiore isolamento dei quadricipiti rispetto agli squat normali, questi squat coinvolgono in parte anche i glutei.

Esecuzione
1. Puoi svolgere questo esercizio a corpo libero o con l'aiuto dell'apposito attrezzo. In quest'ultimo caso posiziona i piedi con le punte dritte o extra-ruotate.
2. Lentamente e con controllo, abbassati andando all'indietro e piegando le ginocchia. Accovacciati fino a quando le cosce non sono almeno parallele al pavimento. Ricordati di non retrovertere il bacino.
3. Se lo fai a corpo libero e hai problemi a mantenere l'equilibrio, usa l'attrezzo apposito.
4. Dopo aver mantenuto la posizione per almeno un secondo, spingi con le piante dei piedi a terra per sollevare il corpo e ritornare lentamente in posizione iniziale.

Consigli
Se ti rendi conto che questo esercizio a corpo libero è troppo semplice puoi aggiungere un disco o manubrio da appoggiare al petto.

In ogni caso non concentrati sul peso da aggiungere, questo esercizio è importante per il feeling e il controllo generale del movimento. Per esempio, può essere perfetto come esercizio di pre-affaticamento o per un bel pump finale. Lascia i carichi pesanti per altri esercizi come squat o leg press.

Consigli per colpire i muscoli target:
> Mantieni gli addominali contratti per non perdere l'equilibrio e far lavorare meglio i quadricipiti,
> Fai partire il movimento dai muscoli delle gambe e cerca di contrarre i quadricipiti ogni volta che raggiungi la porzione inferiore del movimento.

AFFONDI

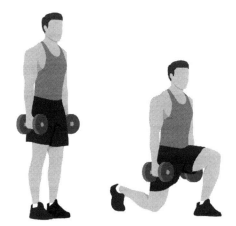

Muscoli coinvolti
Come per gli squat, gli affondi lavorano principalmente sui quadricipiti e sui glutei, ma anche sui femorali, sulla parte bassa della schiena e sui polpacci che svolgono un ruolo stabilizzante.

Esecuzione
1. Per svolgere questo esercizio puoi usare un bilanciere, due manubri o un disco.
2. Se usi un bilanciere, appoggialo sulle spalle. Posiziona i piedi alla larghezza delle spalle con le punte rivolte in avanti. Mantieni il petto aperto e contrai i core.
3. Fai un passo lento in avanti con la gamba destra. Piega le ginocchia fino a raggiungere un angolo di 90°. Cerca di piegare leggermente la gamba posteriore e fai in modo che il ginocchio della gamba davanti non superi la punta del piede. Il busto deve restare in posizione neutra.
4. Ritorna lentamente alla posizione di partenza e ripeti facendo un passo avanti con la gamba sinistra.

Consigli
Regola la tua posizione in modo che il ginocchio della gamba in avanti non superi la punta del piede. Inoltre, cerca di non rimbalzare mentre esegui questo esercizio in quanto questo pone uno stress extra sulle ginocchia.

Esistono diverse varianti di questo esercizio. Per esempio, puoi svolgere gli affondi in camminata invece di ritornare nella posizione di partenza ogni volta.

Anche i bulgarian split squat replicano un movimento piuttosto simile ma in questo caso la gamba posteriore deve essere appoggiata alla panca.

Consigli per colpire i muscoli target:
› Se desideri colpire maggiormente i quadricipiti cerca di fare dei passi più brevi,
› Il movimento di risalita deve partire dalla pianta del piede che si trova davanti. In questo modo sentirai i quadricipiti lavorare maggiormente.

FEMORALI

LEG CURL DA SDRAIATO

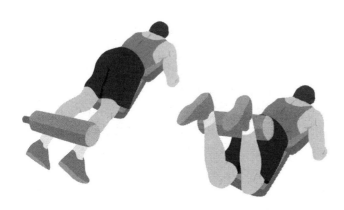

Muscoli coinvolti
Il leg curl agisce principalmente sui muscoli posteriori della coscia, anche se c'è anche un leggero coinvolgimento del polpaccio. I glutei e i quadricipiti partecipano solo per stabilizzare le gambe durante l'esercizio.

Esecuzione
1. Sdraiati sulla macchina leg curl con i piedi posizionati sotto ai poggiapiedi rotondi.
2. Solleva i piedi verso i glutei fino a raggiungere la massima contrazione dei femorali. E' importante non sollevare il bacino e arrivare solo nel punto di massima contrazione dei soli femorali. Fai una pausa di un secondo in alto.
3. Abbassa lentamente le gambe per ritornare nella posizione di partenza.

Consigli
Proprio come non faresti con i bicep curl, i leg curl devono essere eseguiti con un movimento lento e ritmico. Non sobbalzare e non fare rimbalzare il peso, inoltre è importante evitare di sollevare i glutei dalla panca.

Se durante il movimento noti che i tuoi glutei e la schiena bassa si alzano, significa che stai usando un peso troppo alto.

Consigli per colpire i muscoli target:
› Evita di abbassare troppo i piedi, così da mantenere tensione costante nei femorali,
› Quando arrivi nel tuo punto massimo, contrai i femorali e cerca di non compensare con movimenti di bacino.

LEG CURL DA SEDUTO
Muscoli coinvolti
Il leg curl in posizione seduta lavora principalmente sui muscoli posteriori della coscia, ma anche i glutei e i polpacci sono in parte coinvolti nel movimento.

Esecuzione
1. Regola il perno del pacco pesi nella posizione desiderata e posiziona i piedi sopra il rullo.

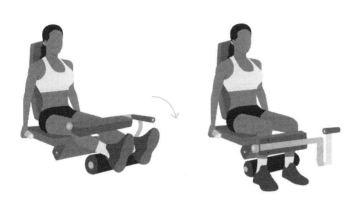

Probabilmente ci saranno delle ginocchiere utili per tenere ferma la parte superiore delle gambe. Alza la leva del macchinario per sollevare verso l'alto le gambe nella posizione di partenza.
2. Piega le gambe indietro fino a quando non toccano il telaio sottostante. Fai il movimento con controllo e cerca di mantenere la parte superiore del corpo il più ferma possibile. Contrai i femorali per un secondo.
3. Con controllo, fai tornare le gambe nella posizione di partenza.

Consigli
Il vantaggio del leg curl in posizione seduta rispetto a quello in posizione sdraiata è il rigore. È molto facile compensare il movimento quando si svolge un leg curl sdraiato, alzando i glutei o aiutandosi con le braccia. Al contrario, il leg curl seduto costringe a spostare il peso solamente con la forza dei femorali.

D'altro canto è necessario prestare attenzione a non iper-estendere il ginocchio. Mantieni sempre il controllo del peso durante la salita ed evita che le gambe si raddrizzino completamente.

Consigli per colpire i muscoli target:
› Anche in questo caso è utile non sollevare del tutto i piedi, così da mantenere tensione costante nei femorali,
› Cerca di concentrarti sul movimento dei femorali per tutto il movimento e cerca di isolare il distretto target da altre possibili compensanzioni.

DEADLIFT A GAMBE TESE

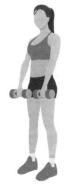 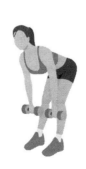

Muscoli coinvolti
Sebbene la parte inferiore delle gambe non si piega come in un leg curl tradizionale, in questo esercizio i femorali estendono l'articolazione dell'anca e sono quindi stimolati. Anche gli erettori spinali inferiori e i glutei partecipano al movimento.

Esecuzione
1. Posiziona il bilanciere (o manubri) sul pavimento davanti a un blocco di legno o all'estremità di un disco molto robusto.
2. Sali sul blocco e posiziona le gambe alla larghezza dei fianchi con le punte rivolte in avanti o leggermente extra-ruotate. La sbarra del bilanciere dovrebbe sfiorare i tuoi stichi. Piegan-

do leggermente le ginocchia, afferra il bilanciere con una presa alla larghezza delle spalle.
3. Tieni il petto rivolto verso l'alto e ben aperto con le spalle depresse. Il core deve essere compatto e la colonna vertebrale in posizione neutra.
4. Spingendo con le piante dei piedi verso il suolo, solleva il busto e raddrizza le gambe per trovati in posizione eretta, fai una pausa per un secondo e contrai i glutei.
5. Piegati in avanti cercando di mantenere le gambe distese e con le ginocchia leggermente piegate. Abbassa il busto fino a quando i dischi del bilanciere non sfiorano il pavimento o fino a quando riesci a mantenere la colonna vertebrale in posizione neutra. Fai attenzione a non inarcare la schiena e concentrati sul portare l'anca indietro per raggiungere la massima estensione dei femorali.
6. Raggiunto il tuo massimo punto, spingi le anche in avanti e il busto verso l'alto per ritornare nella posizione di partenza.

Consigli
Sebbene il termine "gambe tese" faccia parte del nome, tenere le gambe completamente dritte può causare stress eccessivo sulla zona lombare. Mantieni sempre una leggera curvatura del ginocchio ed evita di rimbalzare durante il movimento.

Questo esercizio può essere svolto anche con i manubri. O nella variante romanian deadlift, in cui è possibile semi-tendere le gambe per favorire l'estensione dell'anca e l'allungamento dei femorali.

Consigli per colpire i muscoli target:
› Concentrati sullo spingere le anche indietro e non sullo scendere verso il basso, in questo modo i femorali si allungheranno al meglio,
› Se vuoi aumentare la tensione al distretto target, cerca di non alzare del tutto il busto durante la serie.

POLPACCI

SOLLEVAMENTO DEI POLPACCI IN PIEDI

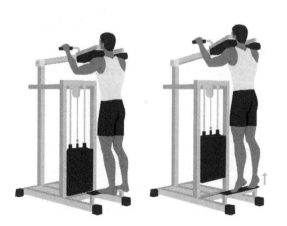

Muscoli coinvolti
I sollevamenti in piedi lavorano l'intero muscolo del polpaccio, con l'obiettivo principale sulla parte superiore.

Esecuzione
1. Avrai bisogno dell'apposito macchinario per eseguire questo esercizio. Appoggia le dita dei piedi sul blocco e appoggia i cuscinetti sulle spalle.
2. Da qui l'esercizio è semplice: tenendo le gambe ferme, solleva le punte dei piedi per alzare il corpo. Cerca di distendere il più possibile le punte dei piedi.

3. Con controllo, ritorna verso il basso e allungati completamente. Cerca di portare i talloni il più in basso possibile.

Consigli

Anche se questo è principalmente un esercizio di stretching, non aver paura di caricare la macchina.

Ricordati di tenere la schiena e le gambe dritte, l'unico movimento avviene all'altezza della caviglia.

Sebbene le lesioni al polpaccio siano estremamente rare, evita comunque di rimbalzare nella parte inferiore del movimento. Altrimenti potresti sforzare il tendine d'Achille.

Se non hai questo macchinario nella tua palestra, puoi usare uno step e dei manubri per simulare lo stesso movimento.

Consigli per colpire i muscoli target:
› Quando arrivi al punto superiore del movimento, contrai bene i polpacci per almeno uno o due secondi,
› Cerca di mantenere il resto del corpo immobile per assicurarti che la tensione sia tutta su questo distretto.

DISTENSIONI ALLA LEG-PRESS

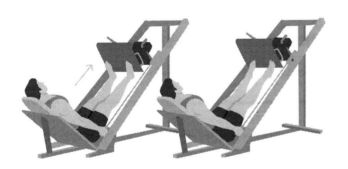

Muscoli coinvolti

Questo esercizio permette di lavorare il muscolo in modo completo. Se vuoi ottenere una bella sensazione di bruciore nella parte inferiore del polpaccio, usa meno peso e piega leggermente le gambe. Questo sposterà tutta la tensione sulla parte inferiore del muscolo.

Esecuzione
1. Siediti nell'apposito appoggio della leg press e blocca il macchinario nella parte superiore, così che le tue gambe siano quasi completamente distese.
2. Posiziona le punte dei piedi nella parte inferiore della pressa, con le dita dei piedi dritte davanti a te a una stance stretta o pari alla larghezza delle spalle.
3. Ora, invece di premere usando le gambe, spingi la piattaforma usando solamente le dita dei piedi.

Consigli

Il vantaggio di questo esercizio è che non hai il peso della parte superiore del corpo che ti spinge verso il basso. Lo svantaggio è che ci vorrà un po' di pratica per riuscire ad ottenere il corretto posizionamento del piede.

Tuttavia, l'esercizio è un ottimo sostituto qualora tu non abbia accesso ad un apposito macchinario per i polpacci o se la macchina ti causa dolore alle spalle.

Consigli per colpire i muscoli target:
› Non abbassare del tutto i talloni durante la serie, fermati leggermente prima per mantenere la tensione e sentire bruciare i polpacci,
› Contrai i polpacci ad ogni ripetizione se vuoi ottenere un ottimo pump.

SOLLEVAMENTO DEI POLPACCI DA SEDUTO

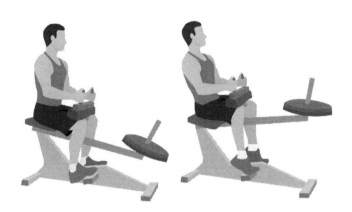

Muscoli coinvolti
Poiché le gambe sono piegate, la maggior parte dello stress è posta sulla parte inferiore del polpaccio (soleo), ma c'è anche un leggero coinvolgimento della parte superiore del polpaccio.

Esecuzione
1. Avrai bisogno dell'apposita macchina per fare questo esercizio. Siediti sulla sedia e posiziona le ginocchiere imbottite sulle gambe.
2. Appoggia le dita dei piedi sul blocco del macchinario e solleva le punte dei piedi per alzare i polpacci e il peso. Distendi le dita dei piedi il più possibile.
3. Con controllo ritorna alla posizione iniziale.

Consigli
Poiché lavora soprattutto sulla parte inferiore del polpaccio, dovrai usare meno peso rispetto ad altri esercizi per i polpacci.

Fai almeno 20 ripetizioni e prova a sentirle tutte. Non far rimbalzare il peso sulle gambe. Anche se i supporti sono imbottiti, uno stile improprio può ferire le ginocchia.

Consigli per colpire i muscoli target:
› Non abbassare del tutto i talloni durante la serie, fermati leggermente prima per mantenere la tensione e sentire bruciare i polpacci,
› Contrai i polpacci ad ogni ripetizione se vuoi ottenere un ottimo pump.

PETTO

PANCA PIANA

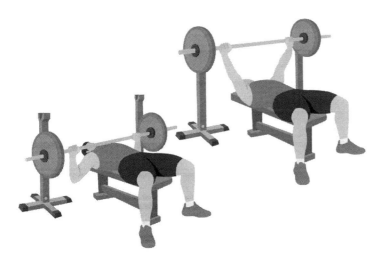

Muscoli coinvolti

Anche se le distensioni su panca piana allenano principalmente la regione inferiore del petto, l'intera area pettorale-deltoide è stimolata. Oltre a questi, anche i tricipiti ricevono una buona dose di stimolazione insieme ai muscoli del dorso e agli avambracci che sono utilizzati per stabilizzare la parte superiore del corpo durante il movimento.

Esecuzione

1. Sdraiati sulla schiena su una panca piana e posiziona i piedi ben saldi a terra. Cerca di tenerli il più lontano possibile.
2. Con la schiena posizionarti abbastanza lontano da riuscire a togliere il bilanciere dal rack, ma non così tanto da colpire i pioli durante la salita.
3. Imposta il setting scapolare stringendo le scapole l'una contro l'altra e inarca la schiena, così da mantenere la colonna vertebrale neutra. È sufficiente un leggero arco nella parte bassa della schiena.
4. Afferra la barra saldamente. La larghezza della tua presa dipenderà dal tuo tipo di corpo e dai tuoi obiettivi. Le persone con braccia più lunghe hanno bisogno di una presa più ampia, così come coloro che cercano di spingere il massimo peso, Quelli con le braccia più corte hanno bisogno di una presa più stretta e, nella maggior parte dei casi, questa potrebbe essere la posizione migliore. Solitamente può andare bene aggrapparsi agli anelli del bilanciere.
5. Fai un respiro profondo, solleva la sbarra, poi espira.
6. Prima di spostare la barra verso il basso, fai un altro respiro profondo. Trattieni il respiro e usalo per rinforzare la tua parete addominale. Mentre lo fai, pensa a piegare la barra a forma di U con le mani, questo ti consentirà di piegare i gomiti in modo naturale per coinvolgere i dorsali e proteggere le spalle.
7. Trattieni il respiro finché non arrivi al punto più basso che solitamente coincide con lo sfiorare il petto. In ogni caso, i tuoi avambracci dovrebbero essere a 90 gradi rispetto al suolo.
8. Una volta che la barra è entrata in contatto con il petto, inizia il movimento verso l'alto stringendo i glutei e spingendo le gambe a terra. L'uso della spinta delle gambe ti consentirà di rimanere fermo e di sostenere più peso.
9. Espira con forza mentre spingi verso l'alto e pensa a lanciare la barra verso il soffitto.

Consigli

Senza dubbio si tratta del re degli esercizi per il petto. Evita di usare pesi eccessivi o di fare rimbalzare il bilanciere sul petto, oltre a barare potresti anche farti male al torace o alle costole.

Affinché l'esercizio sia sicuro ed efficace, abbassa il peso in modo lento e controllato. La larghezza a cui decidi di tenere le braccia è una preferenza del tutto personale.

Consigli per colpire i muscoli target:
› Non fare rimbalzare il bilanciere durante la risalita, altrimenti toglierai molto lavoro al distretto target,
› Concentrati sul far partire il movimento dal petto e cerca di contrarlo quando arrivi nella parte inferiore.

DISTENSIONI SU PANCA INCLINATA 30°

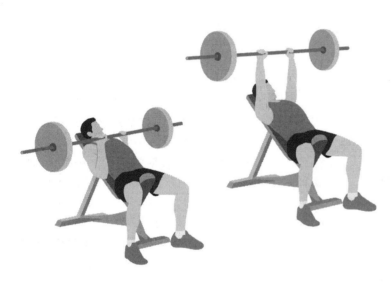

Muscoli coinvolti

Le distensioni su panca inclinata con bilanciere si concentrano principalmente sui pettorali superiori, i deltoidi anteriori e i tricipiti. Ricordati che, con l'aumentare dell'angolazione, lo stress si sposta dalla parte superiore del petto alle spalle.

Esecuzioni

1. Se utilizzi una panca regolabile, imposta la panca con un angolo di circa 30°.
2. Il setting è identico a quello spiegato nella panca piana, ovvero piedi ben saldi a terra, setting scapolare, schiena leggermente inarcata, presa personalizzabile in base alle tue preferenze e mani ben aggrappate al bilanciere.
3. Fai una discesa lenta e controllata come quella per la panca piana. Ricordati che il respiro è fondamentale per mantenere il core compatto. Tuttavia, invece di portare il bilanciere sopra il petto, abbassalo fino a portarlo appena sotto al mento.
4. Riposa un secondo, espira e spingi facendo partire il movimento dai piedi e dai glutei per riportare il bilanciere nella posizione iniziale senza bloccare i gomiti.

Consigli

La maggior parte dei bodybuilder ritiene che angoli superiori a 30° pongano troppo stress sui deltoidi anteriori e poco sui pettorali. In realtà dipende dalla fisiologia del singolo, quindi fai delle prove per verificare ciò che funziona meglio per te.

Potresti notare che inarcare leggermente la schiena sposta la maggior parte dello stress dalle spalle al petto. In ogni caso ricordati che la parte bassa della schiena non deve essere arcuata in alcun modo.

Consigli per colpire i muscoli target:
- Cerca di scendere il più possibile e concentrati sul far iniziare la risalita dai pettorali,
- Se vuoi aumentare la tensione, puoi evitare la parte finale del movimento e fermarti prima di distendere completamente le braccia.

DISTENSIONI ALLA SMITH-MACHINE

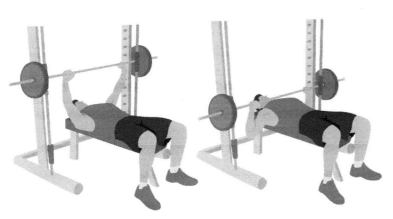

Muscoli coinvolti
A seconda dell'angolazione, le distensioni alla smith-machine possono allenare i pettorali inferiori, centrali e superiori, oltre alla parte anteriore delle spalle e i tricipiti.

Esecuzione
1. Le distensioni alla smith-machine possono essere svolte con panca piana o inclinata. Posizionati sotto al macchinario e utilizza lo stesso setting utilizzato per la panca piana: piedi saldi a terra, setting scapolare, schiena inarcata, presa in base alle tue preferenze e mani intorno al bilanciere.
2. Libera la sbarra dal blocco, espira ed inspira. Mantieni la parete addominale ben compatta per tutto il movimento.
3. Abbassa il bilanciere con controllo fino a sfiorare il petto.
4. Fai una pausa di un secondo prima di spingere le braccia verso l'alto e tornare nella posizione iniziale.

Consigli
Queste distensioni vengono eseguite più o meno allo stesso modo di quelle regolari eseguite con il bilanciere. Sono perfette quando non hai uno spotter in quanto i blocchi di sicurezza ti permettono di bloccare la sbarra in caso di difficoltà.

Per variare l'allenamento, puoi provare ad abbassare la sbarra in diverse aree del petto e con diversi tempi di sollevamento.

Consigli per colpire i muscoli target:
- Anche in questo caso ricordati di non fare rimbalzare la sbarra ma di controllare il movimento e farlo partire direttamente dai tuoi pettorali,

› Contrai bene i pettorali nella porzione inferiore del movimento.

DISTENSIONI CON MANUBRI

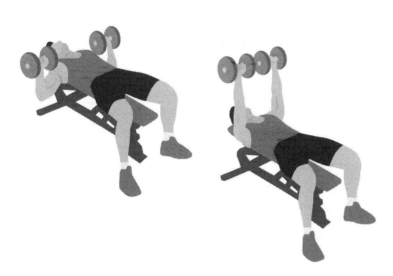

Muscoli coinvolti
Le distensioni con manubri sono ottime per sviluppare i pettorali. Inoltre, se unisci i manubri in alto, puoi lavorare anche l'interno del petto. Anche tricipiti e spalle partecipano sempre al movimento.

Esecuzione
1. Questo esercizio è simile alla versione con bilanciere, ma vengono usati due manubri. Inizia sedendoti su una panca piana e sollevando un paio di manubri fino alle ginocchia.
2. Sdraiati sulla panca e posiziona i manubri sopra di te con le braccia distese. Anche in questo caso è importante usare il setting della panca piana: piedi a terra, schiena inarcata, setting scapolare e presa personalizzata.
3. Abbassa i manubri fino a raggiungere i lati del petto. Ricordati di inspirare e tenere il core ben compatto per tutto il movimento. Fai una pausa quando raggiungi il punto più basso.
4. Spingi con le braccia per ritornare nella posizione iniziale.

Consigli
Un vantaggio dell'utilizzo dei manubri è la maggiore libertà di movimento nella parte inferiore. Un bilanciere può essere abbassato solo alla gabbia toracica, mentre i manubri possono essere portati anche al di sotto. Questo permette ai muscoli del petto un allungamento maggiore. In ogni caso evita di allungarti troppo e stressare i legamenti.

Queste distensioni sono utili nei i momenti in cui non hai uno spotter.

Proprio come nel caso delle distensioni con la smith-machine, anche in questo caso puoi usare i manubri in combinazione con diverse inclinazioni della panca.

Consigli per colpire i muscoli target:
› Non allargare troppo i manubri quando raggiungi la porzione inferiore del movimento, cerca di regolarli per trovare la posizione in cui senti maggiormente i pettorali attivarsi,
› Per un buon pump puoi mantenere la tensione costante evitando la porzione finale di risalita.

CHEST-FLY

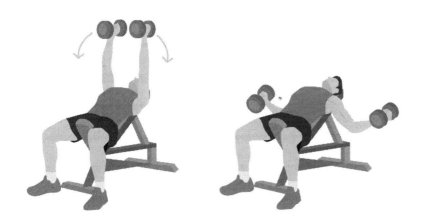

Muscoli coinvolti
I chest-fly lavorano l'intera regione del petto. Tuttavia, questo esercizio può affaticare l'area di collegamento dei pettorali, quindi fai attenzione nella parte inferiore del movimento.

Esecuzione
1. Inizia questo esercizio nella stessa posizione e setting delle distensioni con manubri. Invece di tenere i manubri con una presa prona, ruota le mani fino a quando i palmi sono rivolti uno di fronte all'altro.
2. Con i gomiti leggermente piegati, abbassa i manubri verso l'esterno fino a raggiungere i fianchi e il massimo allungamento. Inspira per mantenere il core compatto. Fai una pausa per sentire l'allungamento del petto.
3. Spingi nuovamente i manubri verso l'alto e sopra di te fino a tornare alla posizione iniziale sopra al petto.

Consigli
Le chest-fly sono più un esercizio di allungamento che un movimento di costruzione di massa. Tuttavia, con la pratica, riuscirai a utilizzare un peso importante.

Abbassa sempre i manubri in modo controllato, poiché lasciandoli cadere troppo in fretta e potresti strappare il legamento tra pettorali e deltoidi.

Puoi svolgere questo esercizio anche nella versione inclinata.

Consigli per colpire i muscoli target:
> Concentrati sull'allungare i pettorali quando ti trovi nella porzione inferiore del movimento,
> Cerca di fare iniziare la risalita dal distretto target.

CROCI AI CAVI
Muscoli coinvolti
Le croci ai cavi sono perfette per allenare il centro del petto. C'è anche un leggero coinvolgimento del deltoide anteriore.

Esecuzione
1. Mettiti tra i due montanti della poliercolina, posizionando i cavi in alto. Afferra le maniglie con entrambe le mani. e posizionati con una gamba in avanti e l'altra piegata all'in-

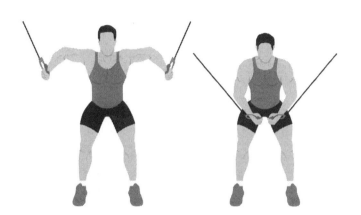

dietro. Utilizza il corretto setting scapolare, con le spalle depresse e il petto ben aperto. Mantieni l'addome compatto e la schiena in posizione neutra.
2. Lentamente porta le maniglie in avanti e verso il basso in modo che si incontrino all'altezza della vita.
3. Ritorna alla posizione di partenza, con le braccia tese ai lati all'altezza della testa. Se vuoi, puoi fare questo esercizio da diverse altezze del cavo per sollecitare il muscolo in modo diverso.

Consigli
La tecnica corretta è fondamentale in questo esercizio in quanto se lasci che le tue braccia vadano indietro troppo velocemente corri il rischio di strappare il legamento del pettorale.

Inoltre, per alleviare lo stress sull'articolazione della spalla, ricordati di mantenere una leggera flessione dei gomiti.

Consigli per colpire i muscoli target:
› Mantieni il core compatto per evitare il coinvolgimento di altri muscoli e far lavorare solamente i pettorali,
› Contrai il petto per qualche secondo quando ti trovi nella posizione di massimo accorciamento.

PEC-DECK

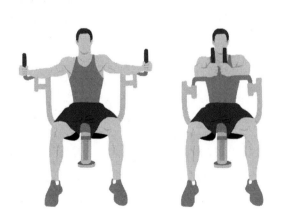

Muscoli coinvolti
Le alette del pec-deck sono simili ai cavi incrociati in quanto sono ottime per colpire l'interno del petto.

Esecuzione
1. Siediti sulla sedia della macchina e afferra le maniglie o appoggia gli avambracci sulle imbottiture, a seconda del modello di macchina. Mantieni il corretto setting scapolare e il petto aperto.
2. Spingi entrambe le braccia in avanti fino a quando i cuscinetti o le maniglie non stanno per toccarsi.
3. Ritorna alla posizione di partenza lentamente con le braccia ai lati o appena dietro al busto.

Consigli

Evita che le tue braccia vadano indietro troppo velocemente, questo è un ottimo modo per strappare i muscoli del petto o i deltoidi.

Inoltre, cerca di usare il meno possibile la forza delle braccia. Pensa alle braccia come a un'estensione dei muscoli del petto e prova a concentrare il movimento solamente sulla forza dei pettorali.

Consigli per colpire i muscoli target:
› Concentrati sui pettorali per ridurre il coinvolgimento dei distretti vicini,
› Contrai il petto quando ti trovi nella fase di massimo accorciamento.

DORSO

TRAZIONI

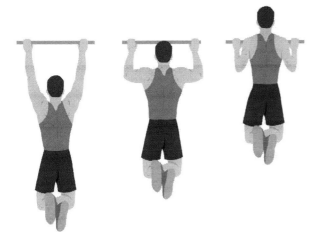

Muscoli coinvolti
Le trazioni lavorano principalmente sul gran dorsale, sui deltoidi posteriori e i bicipiti. Quelle eseguite a presa larga sono i più comuni e aiutano nella formazione della V-shape, è comunque utile sperimentare altre prese per colpire i tuoi muscoli in modi diversi.

Esecuzione
1. Per questo esercizio avrai bisogno di una sbarra sopraelevata. Mettiti sotto la sbarra e afferrala con entrambe le mani. I palmi delle mani dovrebbero essere rivolti lontano da te con le mani alla larghezza delle spalle. Usa una presa standard, avvolgendo i pollici attorno alla barra in modo che quasi incontrino la punta delle dita.
2. Un vero pull-up inizia in un dead hang: quando ti appendi alla barra, le tue braccia dovrebbero essere del tutto distese con il core compatto e le spalle depresse e rivolte indietro. Mantieni questo setting anche quando ti sollevi, questo ti aiuterà a evitare oscillazioni e slanci.
3. Inizia la trazione stringendo la barra con le mani mentre attivi i muscoli della parte superiore del corpo e del core. Immagina di tirare i gomiti lungo i fianchi mentre tutto il tuo corpo si solleva verso la barra. Resisti all'impulso di sforzare il collo nel tentativo superare la sbarra con il mento. Continua a tirare finché il tuo mento non supera in modo naturale la barra.
4. Ritorna lentamente al dead-hang. Mantieni una presa salda sulla barra mentre permetti alle braccia di raddrizzarsi mentre ti abbassi. Una volta tornato al dead-hang, puoi contare la tua prima ripetizione.

Consigli

Le trazioni sono considerate da molti il miglior esercizio per allargare la schiena. Quando fai il movimento, prova a tirarti su usando il gran dorsale e limita il coinvolgimento di bicipiti e avambracci.

Se all'inizio hai difficoltà nello svolgere l'esercizio, aiutati con un elastico legandolo alla sbarra e posizionando i piedi al suo interno.

Consigli per colpire i muscoli target:
> Contrai il core e i glutei per tutto il movimento, in questo modo il lavoro sarà tutto a carico della parte superiore del corpo.
> Concentrati sul movimento scapolare per rendere più efficace il movimento di salita.

LAT MACHINE

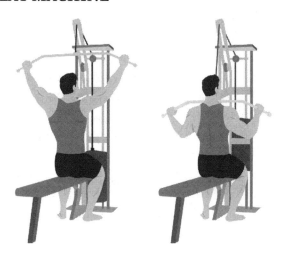

Muscoli coinvolti
La lat machine permette di lavorare tutta la regione della schiena e il deltoide posteriore. Anche i bicipiti e gli avambracci sono coinvolti nel movimento.

Esecuzione
1. Siediti nell'apposito macchinario e afferra la sbarra con una presa più ampia rispetto a quella delle spalle. Anche in questo caso si tratta di una preferenza personale. Mantieni il corretto setting scapolare e il petto ben aperto.
2. Abbassa la sbarra verso di te con un movimento controllato, fino a quando la sbarra sfiora il tuo petto. Concentrati sul portare i tuoi gomiti verso la schiena e non sul portare la barra verso il basso. Ricordati di non chiudere le spalle nella porzione finale.
3. Fai una pausa in basso e lentamente torna alla posizione iniziale con le braccia tese e le scapole depresse e rivolte indietro.

Consiglio

Sebbene non sia efficace quanto le trazioni, la lat machine ti permette di regolare il carico. Inoltre, poiché molte persone trovano le trazioni piuttosto difficili, la lat machine aiuta a sviluppare la forza necessaria per riuscire a farle.

Anche in questo caso, una presa più stretta pone gran parte dello stress sui bicipiti.

Consigli per colpire i muscoli target:
> Se vuoi ridurre il coinvolgimento dei muscoli delle braccia, evita la parte finale del movimento e mantieni la tensione sul dorso.

REMATORE CON BILANCIERE

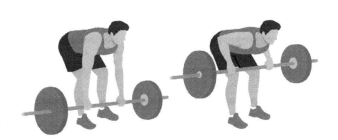

Muscoli coinvolti

Questo esercizio è considerato uno dei migliori per costruire una bella schiena ed è particolarmente efficace soprattutto per dare spessore al dorso.

Oltre a stimolare in modo completo i muscoli della schiena, il rematore con bilanciere coinvolge anche i bicipiti e gli avambracci. Inoltre, grazie alla posizione inclinata, l'esercizio sollecita anche i femorali e gli erettori spinali.

Esecuzione

1. Prendi un bilanciere e caricalo con il peso desiderato. Piega il busto in avanti in modo che la parte superiore del corpo sia quasi parallela al pavimento. Piega leggermente le ginocchia, questo contribuirà a ridurre lo stress sulla zona lombare.
2. Mantieni il corretto setting scapolare e la colonna vertebrale in posizione neutra. Inspira per compattare l'addome e stabilizzare la parte inferiore del corpo.
3. Usando una presa larga, piega i gomiti per sollevare il bilanciere fino all'addome. Durante il movimento, assicurati di mantenere la curva naturale della schiena senza arrotondarla.
4. Abbassa lentamente il bilanciere. Concentrati sull'uso dei muscoli della parte superiore della schiena e non degli erettori spinali.

Consigli

Devi prestare particolare attenzione a questo esercizio. Per prima cosa, assicurati di mantenere la schiena in posizione neutra. In secondo luogo, qualsiasi rimbalzo o sussulto può mettere a rischio la zona lombare.

Se ti rendi conto che il movimento coinvolge anche la parte bassa della schiena, significa che stai usando troppo peso. Questo non è solo pericoloso, ma è anche inefficace.

L'unica parte del corpo che dovrebbe muoversi sono le braccia, mentre la parte superiore del corpo e le gambe dovrebbero rimanere ferme.

Consigli per colpire i muscoli target:

› Non fare rimbalzare il bilanciere, solo così potrai lavorare in modo efficace il distretto target,
› Concentrati sul portare i gomiti vicino alla schiena e cerca di percepire bene i dorsali che si contraggono nel punto più alto del movimento.

REMATORE CON BARRA A T

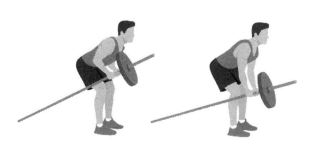

Muscoli coinvolti

Il rematore con barra a T lavorano gli stessi muscoli delle tirate con bilanciere, ovvero tutta la regione dorsale, i deltoidi, i bicipiti, gli avambracci e la parte bassa della schiena.

Si tratta di un ottimo esercizio per la crescita muscolare.

Esecuzione
1. La tua palestra dovrebbe avere una macchina con barra a T. Carica il peso desiderato sull'estremità libera del bilanciere.
2. Afferra i manubri presenti sul macchinario, piegando il busto in avanti fino ad una posizione quasi parallela al pavimento e con le ginocchia leggermente piegate. Il setting è lo stesso del rematore con bilanciere, setting scapolare e colonna vertebrale neutra incluse.
3. Inspira per compattare il core e stabilizzare la parte inferiore del corpo e tira i dischi verso l'alto e verso la regione toracica/addominale. Fai una pausa in alto.
4. Controllando il movimento, espira e abbassa nuovamente il peso verso il pavimento.

Consigli

Ancora una volta, ricordati di non rimbalzare. Come il rematore con bilanciere, anche quelli con la barra a T causano molto stress alla parte bassa della schiena. Mantieni ferma la parte superiore del corpo e solleva i dischi usando solo i dorsali e le breccia.

Se la tua palestra non ha una barra a T o una macchina appositamente progettata, puoi fare lo stesso movimento con un'estremità di un normale bilanciere olimpico bloccato in un angolo.

Se hai problemi alla zona lombare, forse dovresti evitare sia le tirate con bilanciere che quelle con barra a T. Se vuoi farli, inizia usando un peso leggero. Aumenta gradualmente il carico ed evita di usare carichi eccessivi sin dall'inizio.

Consigli per colpire i muscoli target:
› Mantieni l'addome compatto per evitare oscillazioni che potrebbero ridurre il lavoro dei dorsali,
› Per aumentare l'intensità puoi evitare la parte finale del movimento e mantenere in tensione il distretto target per tutta la serie.

PULLEY

Muscoli coinvolti

Come la maggior parte degli esercizi per la schiena, i pulley lavorano su tutta la regione della schiena e stimolano anche bicipiti e avambracci. Sono un movimento ideale per creare spessore piuttosto che per costruire larghezza.

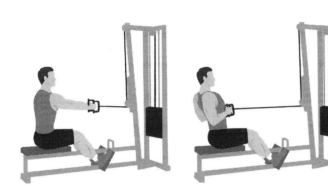

Esecuzione

1. Usa l'apposita macchina. Siediti sulla panca con le gambe leggermente piegate. Mantieni il corretto setting scapolare, con il petto ben aperto e la schiena dritta.
2. Inspira per compattare l'addome e tira le prese verso la parte inferiore del torace/parte superiore dell'addome. Durante il movimento cerca di avvicinare i gomiti alla tua schiena. Non andare oltre a questo punto in quanto un range di movimento maggiore non farà lavorare il dorso ma solo i bicipiti. Nella parte fina avvicina le scapole e strizza bene il distretto target.
3. Allunga nuovamente le braccia piegandoti in avanti e ritornando alla posizione iniziale senza perdere il setting scapolare.

Consigli

Sperimenta con i diversi accessori e seleziona quello che ti sembra più comodo.

Per ottimizzare i risultati, inclinati all'indietro e porta le mani verso la parte inferiore del torace. La direzione della forza dovrebbe essere di circa 90° rispetto al corpo.

Molte persone usano lo slancio e la parte lombare per fare questo esercizio, cerca di evitare questo coinvolgimento per ridurre la possibilità di lesioni e aumentare la crescita del dorso.

Consigli per colpire i muscoli target:

› Non pensare a tirare le maniglie ma pensa ad avvicinare i gomiti alla schiena, questo rende il movimento più preciso,
› Tieni la massima contrazione per almeno 1-2 secondi per percepire bene il dorso.

REMATORE CON MANUBRIO

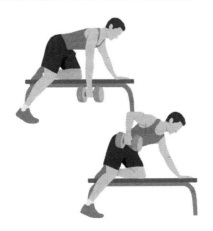

Muscoli coinvolti

Anche questa versione permette di allenare tutta la schiena e i bicipiti.

Esecuzione

1. Invece di usare un bilanciere o un cavo, puoi eseguire le tirate usando un manubrio e lavorando su un lato alla volta. Usa una panca o un'altra superficie su cui appoggiarti, piegati a circa 90° e appoggia la mano del lato che non lavora per avere supporto. Assicurati che la schiena non sia arrotondata.

2. Metti una gamba dietro l'altra, afferra il manubrio con la mano del lato che lavora e distendi il braccio verso il basso. Mantieni il corretto setting scapolare e il petto ben aperto. La schiena deve essere in posizione neutra e il core ben compatto per evitare oscillazioni.
3. Piega il gomito per sollevare il manubrio verso l'alto, prosegui il movimento fino a quando la parte superiore del tuo braccio non sarà pari alla schiena. Contrai bene il dorso per un secondo.
4. Con controllo, allunga nuovamente il braccio verso il basso. Ripeti anche dal lato opposto.

Consigli

I rematori con un braccio sono fantastici perché ti consentono di rinforzare la parte superiore del corpo. Questo esercizio, inoltre, è utile se hai subito un infortunio alla zona lombare.

Anche se i tuoi bicipiti saranno coinvolti nell'esercizio, cerca di concentrati sull'uso dei soli muscoli della schiena. Ancora una volta, evita di rimbalzare o fare movimenti improvvisi con il peso. Se devi contorcere eccessivamente il corpo per sollevare il peso, significa che il manubrio è troppo pesante.

Consigli per colpire i muscoli target:
› Mantieni la regione addominale contratta per tutto il tempo per far sì che il lavoro sia quasi esclusivamente a carico del dorso,
› Non portare il manubrio troppo in alto in quanto questo riduce il lavoro del distretto target. Porta il braccio alla stessa altezza della schiena e non andare oltre.

PUSHDOWN

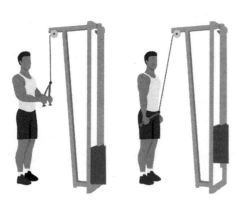

Muscoli coinvolti
Questo è uno degli esercizi migliori per la schiena. È particolarmente utile per colpire la parte superiore e i dorsali esterni, appena sotto alle ascelle. I pushdown a braccio teso sono un eccellente primo esercizio in un superset.

Esecuzione
1. Posizionati a circa 50-60 cm dalla macchina per il pulldown. Afferra la barra con una presa pari alla larghezza delle spalle Piega leggermente le ginocchia e inclina il busto in avanti di almeno 75°. Mantieni il corretto setting scapolare, la schiena in posizione neutra, il petto ben aperto e la parete addominale ben contratta.
2. Mantenendo le braccia nella stessa posizione, abbassa la barra fino alle tue cosce mentre apri il petto e contrai i muscoli della schiena. Mantieni la posizione per un secondo.
3. Allenta la tensione per sollevare la barra con controllo fino a tornare alla posizione iniziale. Non perdere il setting scapolare.

Consigli

Se vuoi ampliare il range di movimento, puoi adottare una posizione delle gambe più ampia: più allarghi le gambe, più in basso riuscirai ad andare con la barra.

Tieni a mente che, a causa della quasi totale eliminazione del coinvolgimento di bicipiti e avambracci, non sarai in grado di usare quasi lo stesso peso che usi in altri esercizi per la schiena.

Consigli per colpire i muscoli target:
› Per limitare il coinvolgimento dei muscoli delle braccia puoi eliminare la porzione finale del movimento,
› Cerca di percepire bene i dorsali quando si trovano nella posizione di massimo accorciamento e dedica almeno 1-2 secondi alla loro piena contrazione.

PULLOVER CON MANUBRI

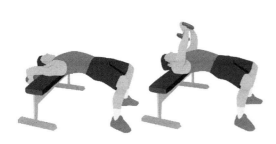

Muscoli coinvolti
I pullover sono uno di quegli esercizi che incorporano un gran numero di muscoli. Per alcuni è un ottimo esercizio per i dorsali, mentre altri ottengono un ottimo allungamento del petto. Anche il dentato e le spalle sono ben stimolati.

Esecuzione
1. Prendi un manubrio e sdraiati a faccia in su una panca piana.
2. Posiziona il manubrio sopra la tua testa, tenendo le braccia quasi dritte. Il setting è simile a quello della panca piana: piedi ben saldi a terra, setting scapolare, schiena leggermente inarcata, petto ben aperto e addome compatto. Contrai i glutei per una maggiore stabilità.
3. Lentamente abbassa il manubrio dietro e oltre la testa, mantenendo le braccia distese e raggiungendo un allungamento profondo ma non eccessivo. Mantieni la posizione per un secondo.
4. Espirando ritorna alla posizione di partenza con le braccia distese e il manubrio posizionato in alto sopra il petto. Mantieni il setting scapolare per tutto l'esercizio.

Consigli
Alcune persone preferiscono eseguire questo esercizio stando distesi sulla panca, altri preferiscono fare il movimento con una barra EZ. Prova tutte le versioni e usa quella che funziona meglio per te.

Consigli per colpire i muscoli target:
› Contrarre i glutei è utile per stabilizzare il corpo e far lavorare al massimo i dorsali,
› Cerca di allungare i muscoli della schiena il più possibile quando ti trovi nella porzione inferiore del movimento, questo ti permetterà di farli lavorare molto meglio.

DELTOIDI

MILITARY PRESS

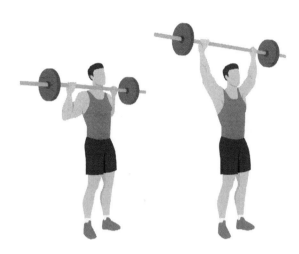

Muscoli coinvolti

La military press pone la maggior parte dello stress sui deltoidi anteriori e laterali. Anche i deltoidi posteriori ricevono qualche stimolo, anche se minore.

Esecuzione

1. Vai in un rack, posiziona il bilanciere circa all'altezza del tuo petto e carica il peso desiderato.
2. Posizionati vicino al bilanciere e afferralo con una presa più larga delle spalle. Anche in questo caso l'ampiezza dipende dalle tue preferenze.
3. Mantieni il corretto setting scapolare e il petto ben aperto. Inspira profondamente per compattare il core, fondamentale per mantenere la stabilità durante l'intero esercizio. Stringi anche i glutei per aumentare la stabilizzazione.
4. Libera il bilanciere dal supporto e, con controllo, distendi le braccia verso l'alto fino a distenderle quasi completamente sopra la tua testa. Aiutati con la spinta dei piedi e fai attenzione a non perdere la compattezza della parete addominale durante la salita. Potresti inclinarti leggermente indietro in questa fase e va bene così. Cerca solo di non sbilanciarti troppo indietro per evitare incidenti.
5. Espirando, abbassa nuovamente il bilanciere fino a quando non tocca la parte superiore del petto. Non perdere il setting scapolare e la neutralità della schiena. Evita anche rimbalzi o movimenti non controllati.

Consigli

Molte persone hanno tendono ad inarcarsi durante l'esercizio, quindi cerca di fare attenzione. Una leggera curvatura per portare il bilanciere nella parte superiore del petto va bene, ma evita curvature eccessive.

Consigli per colpire i muscoli target:
› Il setting scapolare in questo esercizio è fondamentale per aumentare il lavoro a carico dei deltoidi, cerca di non perderlo mai,
› Cerca di mantenere il corpo il più fermo possibile per evitare oscillazioni o rimbalzi che potrebbero togliere lavoro al distretto target.

SHRUGS CON BILANCIERE

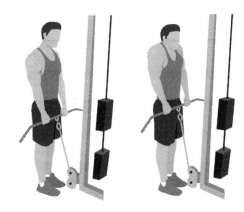

Muscoli coinvolti
Le scrollate di spalle con bilanciere sono di gran lunga il miglior esercizio per la costruzione del trapezio. Rendili una parte regolare del tuo allenamento e vedrai i risultati. Oltre al trapezio, anche i tuoi avambracci, i femorali, la zona lombare e i deltoidi posteriori partecipano al movimento.

Esecuzione
1. Afferra il bilanciere usando una presa alla larghezza delle spalle e appoggialo davanti alle tue cosce. Mantieni il corretto setting scapolare, il petto ben aperto, la schiena in posizione neutra e la parete addominale ben compatta. In questo esercizio il corpo deve restare pressoché immobile.
2. Inspira profondamente e tenendo le braccia ferme e bloccate, solleva il bilanciere cercando di far toccare le spalle con le orecchie. Il movimento deve essere quasi totalmente del trapezio.
3. Contrai bene il distretto target nella parte superiore del movimento.
4. Abbassa il bilanciere mantenendo le braccia immobili e senza perdere il setting scapolare e la compattezza del core.

Consigli
Esistono diverse varianti di questo esercizio. Invece di alzare e abbassare il bilanciere in una linea retta, puoi sollevarlo con un movimento circolare. Inoltre, non devi per forza usare un bilanciere, anche la smith-machine o i manubri possono essere delle valide alternative.

Cerca di mantenere le braccia, le gambe e la schiena dritte per tutto il movimento. E, soprattutto, fai attenzione alla zona lombare.

L'immagine illustrativa mostra il medesimo esercizio ai cavi.

Consigli per colpire i muscoli target:
> In questo esercizio mantenere il muscolo contratto per 2-3 secondi è particolarmente efficace per aumentare il lavoro,
> Cerca di percepire il trapezio durante questo lavoro, solo così puoi evitare compensazioni dai distretti vicini.

ALZATE FRONTALI
Muscoli coinvolti
Quando eseguite con una presa stretta, le alzate frontali lavorano principalmente sulla porzione anteriore del deltoide, con un coinvolgimento anche della sezione laterale. Al contrario, una presa larga sposterà il lavoro sui deltoidi laterali.

Anche gli avambracci partecipano all'esercizio indipendentemente dalla presa che scegli di utilizzare.

Esecuzione
1. Per iniziare l'esercizio tieni un bilanciere a braccia tese davanti alle cosce con una presa supina. Piega leggermente le ginocchia e contrai i glutei per stabilizzare la parte inferiore del corpo.
2. Mantieni il setting scapolare, il petto ben aperto, la schiena in posizione neutra e il core compatto.
3. Inspira e con controllo alza il bilanciere fino a portarlo all'altezza delle tue spalle. Mantieni i gomiti leggermente piegati per tutto il movimento e assicurati che la parete addominale sia ben compatta.
4. Contrai i deltoidi per un paio di secondi e poi ritorna lentamente nella posizione iniziale. Non perdere il setting scapolare e non oscillare.

Consigli
Se hai i polsi deboli, valuta bene se inserire questo esercizio e prova a farlo con pesi abbastanza leggeri. Le alzate laterali, infatti, esercitano molto stress su avambracci e polsi. Eventualmente, se senti un piccolo fastidio durante l'esercizio, prova ad avvolgere i polsi con delle bende di supporto.

Le alzate frontali possono essere svolte anche con manubri, con dischi, con kettlebell o con il cavo. In quest'ultima versione è sufficiente posizionare il cavo nella parte inferiore, dare la schiena al macchinario, fare passare il cavo in mezzo alle gambe e sollevare il cavo con doppia presa seguendo lo stesso schema motorio.

Consigli per colpire i muscoli target:
› Non oscillare durante il movimento, altrimenti toglierai gran parte del lavoro ai deltoidi,
› Concentrati sul portare il bilanciere davanti a te e lontano da te, non piegare troppo i gomiti.

ALZATE LATERALI CON MANUBRI

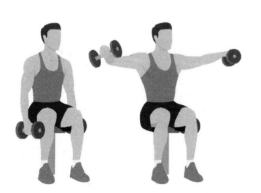

Muscoli coinvolti
Puoi usare le alzate laterali per allenare qualsiasi capo del deltoide in quanto esse sono l'esercizio fondamentale per questo gruppo muscolare. Quasi tutti i bodybuilder usano questo esercizio per costruire i deltoidi laterali poiché i deltoidi anteriori ricevono già un'ampia stimolazione dai movimenti di spinta.

Le alzate laterali daranno ai tuoi deltoidi quell'aspetto bello pieno e rotondo tanto ricercato.

Esecuzione
1. Puoi eseguire questo esercizio seduto o in piedi. Afferra due manubri con i gomiti leggermente piegati e posizionali lungo i tuoi fianchi.
2. Se svolgi l'esercizio in piedi, piega leggermente le ginocchia e contrai addominali e glutei per rendere la parte inferiore più stabile. Apri il petto, mantieni il setting scapolare corretto e lascia la schiena in una posizione neutra.
3. Controllando il movimento, solleva i manubri in alto verso l'esterno. Mentre sollevi i manubri, ruota gradualmente il polsi in modo che il mignolo sia rivolto verso l'alto e i palmi della mano verso il basso. La tua intenzione deve essere quella di portare i manubri verso l'esterno, non verso l'alto.
4. Quando raggiungi circa l'altezza delle tue spalle, contrai bene i deltoidi e ritorna alla posizione iniziale senza oscillare e perdere il setting.

Consigli
Trattandosi di un esercizio importante, ti consigliamo di usare diverse varianti per stimolare in modo differente i deltoidi. Per esempio, puoi replicare il movimento facendole al cavo lavorando una spalla alla volta, oppure puoi usare delle kettlebell o dei dischi per cercare di limitare il coinvolgimento del trapezio, muscolo che a volte può "rubare" parte del lavoro ai deltoidi.

Consigli per colpire i muscoli target:
› Concentrati sul portare i manubri il più lontano possibile da te, in questo modo il lavoro sarà concentrato sul deltoide laterale e non sul trapezio,
› Contrai bene gli addominali per evitare oscillazioni o compensazioni che renderebbero questo esercizio molto meno efficace per i deltoidi.

SHOULDER MACHINE

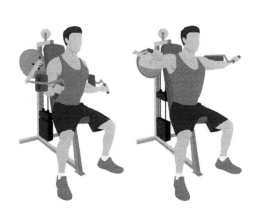

Muscoli coinvolti
Le alzate laterali al macchinario lavorano principalmente sulla porzione laterale delle spalle ma coinvolgono anche la porzione anteriore, posteriore e i trapezi.

Esecuzione
1. Siediti sulla sedia della macchina e posiziona i gomiti all'interno dei rulli o dei cuscinetti. Afferra le maniglie (se presenti) con i palmi rivolti verso l'interno.
2. Mantieni i piedi ben saldi a terra e il corretto setting scapolare. Fai un leggero arco con la schiena e tieni l'addome compatto. Contrai anche i glutei per stabilizzare il corpo.
3. Inspira e alza lentamente le braccia verso l'esterno e verso l'alto fino a quando non sono parallele al pavimento.

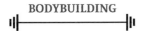

4. Ritorna lentamente alla posizione di partenza e ferma le braccia a un paio di centimetri dai fianchi. Non perdere il setting scapolare.

Consigli

Molti bodybuilder preferiscono le alzate con il macchinario rispetto a quelle coi manubri, questo perché i manubri sottopongono i polsi e l'articolazione della spalla a maggiore stress.

In ogni caso, in tutti i movimenti di alzata laterale, cerca di non alzare le braccia al di sopra del parallelo, poiché questo serve solo ad aumentare il lavoro dei trapezi e aggiunge ulteriore stress alla cuffia dei rotatori.

Consigli per colpire i muscoli target:

› Non sollevare troppo le braccia: sopra alle spalle il lavoro è perlopiù a carico del trapezio.
› Contrai bene glutei e addominali per aumentare la stabilizzazione e la tua capacità di lavorare su carichi più pesanti.

REAR DELT FLY

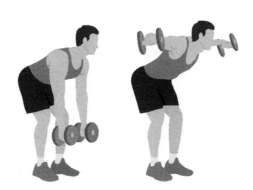

Muscoli coinvolti

Se eseguiti correttamente, i rear delt fly lavorano principalmente sui deltoidi posteriori. C'è, tuttavia, una partecipazione anche da parte dei tricipiti dei trapezi e dei dorsali.

Esecuzione

1. Questa è la versione inversa delle alzate laterali. Puoi eseguire l'esercizio in piedi, seduto o con il petto appoggiato su una panca inclinata a meno di 45°.
2. Se fai l'esercizio in piedi, inclinati in avanti a circa 90° tenendo i manubri con le braccia distese verso il basso e i gomiti leggermente piegati. I palmi delle mani devono essere rivolti l'uno verso l'altro e le ginocchia leggermente piegate.
3. Mantieni il setting scapolare, il petto ben aperto e la schiena in posizione neutra. Inspira per contrarre bene gli addominali e stabilizzare il busto.
4. Con controllo, solleva i manubri verso l'alto e verso l'esterno fino a quando non raggiungono l'altezza delle tue spalle. Mantieni il resto del corpo il più fermo possibile.
5. Contrai bene i deltoidi, espira e ritorna lentamente nella posizione iniziale senza perdere il setting.

Consigli

Concentrati sul sollevare i manubri con i deltoidi posteriori e non con i trapezi e i dorsali.
Una variazione interessante è quella con un set di cavi. In questo caso devi afferrare le maniglie dei cavi con le mani opposte, in modo che i cavi formino una X davanti a te.

La versione con il petto appoggiato sulla panca è utile alle persone che tendono ad oscillare troppo durante il movimento.

Consigli per colpire i muscoli target:
> - Cerca di percepire il lavoro dei deltoidi e di concentrarti sul portare i pesi verso l'esterno,
> - Mantenere il core compatto è fondamentale per evitare rimbalzi e collaborazione da parte di altri distretti muscolari.

PEC-DECK INVERSO

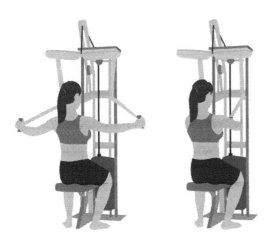

Muscoli coinvolti
Il pec-deck inverso colpisce principalmente i deltoidi posteriori, ma anche i romboidi e i trapezi ricevono una buona stimolazione.

Esecuzione
1. Siediti nella macchina per i pettorali con il volto rivolto verso lo schienale. A seconda del modello, afferra le maniglie con le mani o appoggia i gomiti ai cuscinetti.
2. Posiziona i piedi ben saldi a terra, mantieni il corretto setting scapolare, il petto aperto e la schiena in posizione neutra.
3. Contrai gli addominali e, con controllo, allarga le braccia fino a raggiungere una buona estensione ma non dolorosa. Solitamente il punto di massima apertura corrisponde a gomiti leggermente dietro il corpo o braccia dritte ai lati.
4. Contrai i deltoidi per un paio di secondi e ritorna alla posizione di partenza con controllo e senza perdere il setting.

Consigli
Il vantaggio di questo esercizio rispetto ai rear delt fly è che provoca pochissimo stress alla zona lombare. Inoltre, il macchinario rende difficile oscillare e fare rimbalzare il peso con lo slancio del corpo, errore che molte persone fanno durante questo tipo di esercizio.

Consigli per colpire i muscoli target:
> - Per aumentare l'intensità puoi eliminare la porzione finale del movimento e mantenere i deltoidi in costante tensione,
> - Concentrati sul percepire il distretto target e cerca di strizzarlo il più possibile quando raggiungi la massima contrazione.

TRICIPITI

PUSHDOWN

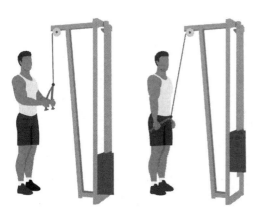

Muscoli coinvolti

I pushdown allenano l'intera regione del tricipite, in particolare il capo esterno.

Esecuzione

1. Dovrai utilizzare l'ercolina per questo esercizio. Afferra la barra con una presa stretta, in modo che i gomiti aderiscano ai tuoi fianchi, e una presa prona. I gomiti devono essere piegati a 90°.
2. Posiziona i piedi uno vicino all'altro con le ginocchia leggermente piegate. Mantieni il corretto setting scapolare, il petto ben aperto e la schiena in posizione neutra. Inspira profondamente per compattare l'addome e far sì che il corpo sia ben stabile.
3. Spingi lentamente la barra verso il basso fino a quando i gomiti non saranno distesi davanti alle cosce. Fai una pausa e contrai i tricipiti. Cerca di contrarre addominali e glutei per non oscillare durante il movimento.
4. Con controllo ritorna nella posizione iniziale, con i gomiti piegati a 90°. Non perdere il setting.

Consigli

Cerca di resistere all'impulso di allargare i gomiti verso l'esterno.

Se devi oscillare per abbassare la barra, significa che stai usando un peso troppo alto ed è necessario abbassarlo.

Consigli per colpire i muscoli target:
› Contrarre glutei e addominali è fondamentale per isolare i tricipiti e farli lavorare al meglio,
› Cerca di contrarre il distretto target il più possibile quando arrivi nel punto più basso.

ESTENSIONI UNILATERALI CON MANUBRIO

Muscoli coinvolti

Sebbene funzioni su tutta la regione del tricipite, questo esercizio è ottimo per la porzione inferiore.

Esecuzione

1. Afferra un manubrio con una mano (o due mani a seconda delle variante) e portalo sopra la testa con il braccio disteso. Posiziona i piedi ben saldi a terra, mantieni il corretto set-

ESERCIZI DI BODYBUILDING

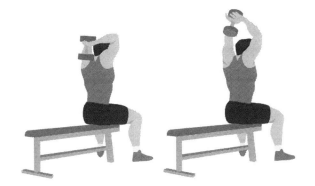

ting scapolare e apri bene il petto. Assicurati anche che la schiena sia in posizione neutra e il core ben compatto per stabilizzare il corpo.
2. Inspira e mantenendo fermo l'avambraccio, piega il gomito a 90° per abbassare il manubrio dietro la testa. Esegui il movimento lentamente e cercando di restare il più immobile possibile con il resto del corpo. Evita rimbalzi e oscillazioni.
3. Con lo stesso controllo, estendi nuovamente il braccio verso l'alto per riportare il manubrio in posizione iniziale. Non perdere il setting scapolare.

Consigli
Anche se è possibile usare manubri pesanti, tieni presente che le articolazioni del gomito e i tessuti associati come legamenti e tendini non sono stati progettati per supportare grandi carichi.

Ricordati di non fare mai rimbalzare il manubrio nella parte inferiore dell'esercizio. Anche in questo caso, è più importante concentrarsi sulla tecnica piuttosto che sulla quantità di peso.

Questo esercizio può essere svolto anche con due manubri contemporaneamente.

Consigli per colpire i muscoli target:
› Contrai bene il core per isolare il tricipite e assicurarti che il movimento sia tutto a suo carico,
› Nella risalita cerca di fare ripartire il movimento direttamente dal tricipite.

SKULL-CRUSHERS
Muscoli coinvolti

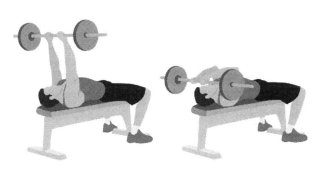

Questo è uno dei principali esercizi per costruire massa muscolare nei tricipiti. Qui lavora l'intero tricipite, in particolare il capo posteriore del muscolo. Inoltre, abbassare il bilanciere dietro la testa fa sì che anche dorsali e pettorali siano coinvolti.

Esecuzione
1. Posiziona un bilanciere all'estremità di una panca.
2. Sdraiati sulla panca e afferra il bilanciere in modo che sia sopra di te mentre lo tieni con le braccia distese verso l'alto.
3. Utilizza un setting simile a quello della panca piana: setting scapolare, petto aperto, schiena leggermente inarcata e piedi ben saldi a terra.

4. Inspira per compattare l'addome e piega i gomiti a 90° per portare il bilanciere indietro e verso la tua testa. Ricordati di tenere i gomiti chiusi per tutto il movimento. Cerca di limitare il coinvolgimento degli altri muscoli delle braccia.
5. Con controllo, distendi nuovamente i gomiti per riportare il bilanciere verso l'alto e nella posizione iniziale.

Consigli

Ricordati di tenere i gomiti l'uno verso l'altro, aderenti al corpo. Se senti il bisogno di allargarli, significa che stai usando un peso eccessivo ed è quindi necessario abbassarlo.

Questo esercizi può essere svolto in modo efficace anche con i manubri.

Consigli per colpire i muscoli target:
› Concentrati sul movimento del gomito per massimizzare il lavoro del tricipite,
› Contrai glutei e addominali per mantenere il controllo del corpo durante l'esercizio.

DIPS

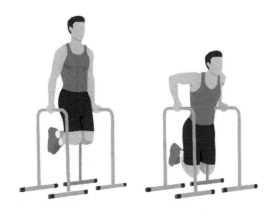

Muscoli coinvolti

Eseguiti in posizione eretta, le dips pongono la maggior parte dello sforzo sul capo posteriore dei tricipiti. Tuttavia, grazie al peso utilizzato (ovvero il peso corporeo) lavorano in modo efficace anche le altre porzioni del muscolo. Al movimento, inoltre, partecipano anche i deltoidi anteriori e il petto.

Esercizi multi-articolari come questo non solo aiutano a sviluppare il tricipite ma aiutano il corpo a lavorare come un sistema integrato, aiutandolo a far lavorare in sinergia più muscoli.

Esecuzione
1. Per questo esercizio ti serviranno delle parallele (se la tua palestra non dovesse disporne basta utilizzare il macchinario per le trazioni assistite, l'esecuzione non cambia).
2. Afferra le parallele con entrambe le mani e fai un piccolo salto per aggrapparti ad esse mantenendo le braccia ben distese. Cerca di non affondare nelle spalle ma mantieni il collo ben disteso. Rivolgi il petto verso l'alto, utilizza il corretto setting scapolare e mantieni la schiena in posizione neutra.
3. Inspira profondamente per compattare la parete addominale e contrai i glutei per il massimo controllo sul corpo.
4. Lentamente piega i gomiti di 90° per abbassare il corpo verso il basso. Cerca di mantenere il corpo il più verticale possibile per ridurre il coinvolgimento dei pettorali. Contrai il core e i glutei per evitare oscillazioni.

5. Scendi fino a quando i tuoi tricipiti non saranno paralleli al pavimento e poi risali con controllo. Non distendere completamente i gomiti per evitare infortuni.

Consigli
Come con la maggior parte degli esercizi che si basano sul sollevamento del peso corporeo, alla fine raggiungerai un punto in cui potrai eseguire facilmente 12-15 ripetizioni. Per aumentare la difficoltà, puoi tenere un manubrio tra le gambe o usare una zavorra.

Per quanto riguarda la sicurezza, fai attenzione nella parte inferiore del movimento. Sebbene le dips siano un ottimo esercizio per i tricipiti, sollecitano molto anche i deltoidi anteriori, in particolare i pettorali. Non rimbalzare quando sei in basso ed esegui l'esercizio in modo lento e controllato.

Consigli per colpire i muscoli target:
› Mantieni il petto rivolto verso l'alto per tutto il movimento,
› Completa la risalita e non fermarti con le braccia semitese.

DIPS SU PANCA

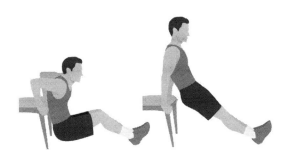

Muscoli coinvolti
Questo esercizio permette di lavorare in modo completo i tricipiti, seppur il coinvolgimento di petto e deltoidi anteriori è sempre presente.

Esecuzione
1. Metti due panche a circa un metro di distanza. Appoggia i talloni dei piedi su una e i palmi delle mani sull'altra.
2. Assicurati di mantenere le spalle ben distanti dal collo e con il corretto setting scapolare. Il petto deve essere ben aperto e rivolto verso l'alto, mentre la schiena deve essere dritta ma in posizione neutra.
3. Contrai la parete addominale per stabilizzare i corpo e abbassati lentamente tra le panche piegando i gomiti a 90°. Cerca di non rimbalzare e di mantenere il controllo per tutta la durata del movimento.
4. Ritorna lentamente nella posizione di partenza raddrizzando nuovamente le braccia ma assicurati che i gomiti non siano iper-tesi. Evita oscillazioni e non perdere il setting.

Consigli
Come per le dips tradizionali, la chiave di questo esercizio è mantenere il busto inclinato all'indietro e i gomiti vicino ai fianchi. Non appena il busto si inclina in avanti e i gomiti si allargano, il petto si allarga e i muscoli di questa regione prendono il sopravvento.

Inoltre, fai attenzione a non rimbalzare nella parte inferiore dell'esercizio, poiché questo provoca uno stress eccessivo sull'articolazione della spalla.

Consigli per colpire i muscoli target:
› Durante la risalita cerca di non fare pressione con i talloni per aiutarti a sollevare il corpo,
› Cerca di mantenere sempre il petto ben aperto e rivolto verso l'alto.

FRENCH PRESS AL CAVO

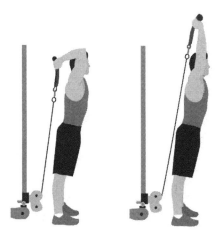

Muscoli coinvolti
Come la maggior parte degli esercizi di estensione, il french press con la corda colpisce l'intero tricipite, in particolare il capo lungo.

Esecuzione
1. Attacca una corda all'ercolina e posiziona la puleggia sopra la tua testa.
2. Afferra la corda con entrambe le mani e girati in modo che la tua schiena sia rivolta verso la macchina. Piegati leggermente in avanti con una gamba in avanti e una indietro. Mantieni il corretto setting scapolare, il petto ben aperto e contrai il core per stabilizzare la schiena.
3. Inspira e distendi le braccia verso l'alto con i gomiti a 90° in modo che siano paralleli al pavimento.
4. Distendi lentamente le braccia verso l'alto fino a quando non saranno perpendicolari al pavimento. Mantieni gli addominali contratti per stabilizzare il corpo e contrai bene i tricipiti.
5. Ritorna lentamente alla posizione di partenza piegando i gomiti a 90°. Alla fine del movimento le tue mani dovrebbero trovarsi dietro alla tua testa.

Consigli
Cerca di non oscillare il corpo nel movimento, poiché ciò riduce solo la stimolazione del muscolo target. Inoltre, tieni sempre le gambe piegate per ridurre lo stress sulla zona lombare.
Per variare, puoi appoggiare la puleggia a terra ed estendere le braccia verso l'alto.

Consigli per colpire i muscoli target:
› Contrai bene glutei e addominali per isolare al meglio i tricipiti,
› Cerca di percepire il lavoro del distretto target e strizzalo il più possibile quando ti trovi nella posizione di massimo accorciamento.

BICIPITI

BICEP CURL IN PIEDI

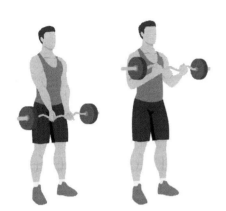

Muscoli coinvolti
I bicep curl fanno lavorare l'intero muscolo del bicipite. Inoltre, poiché devi afferrare con forza il bilanciere, questo esercizio è ottimo per stimolare gli avambracci. Anche i deltoidi lavorano per stabilizzare il corpo.

Esecuzione
1. Puoi usare un bilanciere, un bilanciere EZ o dei manubri. Afferra il bilanciere con una presa appena più larga della larghezza delle spalle e appoggialo lungo le tue cosce.
2. Posiziona i piedi ben saldi a terra con le ginocchia leggermente piegate, mantieni il corretto setting scapolare, il petto ben aperto e la schiena in posizione neutra. Infine inspira per contrarre il core e stabilizzare il corpo.
3. Con controllo piega i gomiti verso l'alto per sollevare il bilanciere e portarlo vicino al tuo petto. Contrai anche i glutei per aumentare la stabilità e cerca di mantenere i gomiti vicino ai fianchi, così da non sollevare il peso con la parte bassa della schiena.
4. Contrai bene i bicipiti e ritorna alla posizione iniziale distendendo i gomiti. Mantieni il controllo del peso anche in questa fase e non perdere il setting.

Consigli
I bicep curl sono considerati un must per i bicipiti. Tuttavia, molti bodybuilder dimenticano che la parte negativa (discendente) del movimento è importante tanto quanto quella positiva. Cerca di abbassare il bilanciere alla stessa velocità con cui lo sollevi e tieni la schiena dritta senza oscillare.

Una o due ripetizioni di cheating possono andare bene, ma barare sin dall'inizio è controproducente. Principianti e intermedi otterranno tutti gli stimoli fondamentali se eseguono questo esercizio con una buona tecnica.

Consigli per colpire i muscoli target:
› Non oscillare durante l'esercizio o ridurrai il lavoro del distretto target,
› Contrai glutei e addominali per isolare al meglio il lavoro dei bicipiti.

PREACHER CURLS

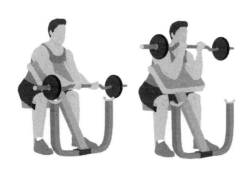

Muscoli coinvolti
Sebbene facciano lavorare l'intero muscolo bicipite, sono principalmente un esercizio per la porzione inferiore del muscolo.

Poiché sei supportato da una tavola imbottita, è praticamente impossibile imbrogliare e scaricare il movimento sulla zona lombare. Inoltre, noterai un'ottima stimolazione dell'avambraccio.

Esecuzione
1. Inizia sedendoti sullo sgabello o sulla panca collegata al macchinario apposito. Regolati in modo che la tavola imbottita si adatti perfettamente sotto le tue ascelle.
2. Afferra il bilanciere e utilizza il corretto setting scapolare con il petto ben aperto. Appoggia i piedi saldamente a terra e contrai gli addominali per aumentare la capacità di lavoro.
3. Rimuovi il bilanciere dai supporti, inspira e piega i gomiti verso l'alto fino a quando i bicipiti non sono completamente contratti e il bilanciere si trova quasi davanti a te.
4. Con controllo ritorna alla posizione di partenza senza perdere il setting.

Consigli
Di tutti gli esercizi per i bicipiti, questo è il più pericoloso se non eseguito con una buona tecnica. Non devi mai fare cadere il bilanciere quando ti trovi nella parte inferiore del movimento, altrimenti rischi di strappare i tendini del bicipite.

Questo esercizio, se svolto con i manubri, può essere svolto anche in modo unilaterale.

Consigli per colpire i muscoli target:
› Concentrati sul movimento del gomito per massimizzare il lavoro del bicipite,
› Distendi e contrai il bicipite il più possibile per sfruttare a pieno le potenzialità dell'esercizio.

BICEP CURLS SU PANCA 45°

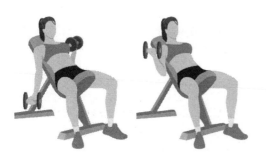

Muscoli coinvolti
Questa versione inclinata lavora su tutta la regione dei bicipiti. L'esercizio, inoltre, stimola l'avambraccio, anche se in modo minore rispetto ai curl tradizionali con bilanciere.

Esecuzione
1. Avrai bisogno di una panca inclinata per eseguire questo esercizio. Blocca lo schienale a 45° e siediti con un paio di manubri.

2. Tenendo la schiena ben appoggiata, i piedi ben saldi a terra e il corretto setting scapolare, piega i gomiti per sollevare i manubri e prosegui fino a quando i bicipiti non sono completamente flessi. Durante il movimento, ruota i palmi dall'interno verso l'alto e contrai gli addominali per aumentare la stabilità.
3. Contrai i bicipiti per un secondo e ritorna nella posizione iniziale distendendo i gomiti. Fai attenzione a non perdere il setting e non oscillare.

Consigli

In questo caso, come in tutti i curl con manubri, puoi decidere se piegare entrambi i gomiti contemporaneamente o alternandoli.

Il vantaggio di utilizzare la panca inclinata è che limita la quantità di cheating che puoi fare durante l'esercizio.

Consigli per colpire i muscoli target:
› Cerca di mantenere la parte superiore delle braccia il più ferma possibile per massimizzare il lavoro dei bicipiti,
› Distendi bene i bicipiti alla fine del movimento per coinvolgere tutte le porzioni del muscolo.

CONCENTRATION CURLS UNILATERALI

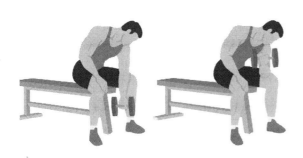

Muscoli coinvolti

La maggior parte dei bodybuilder lo considera un esercizio di modellamento e finitura piuttosto che un costruttore di massa poiché permette di isolare in modo abbastanza preciso l'intera regione del bicipite.

Esecuzione

1. Siediti all'estremità di una panca e afferra un manubrio. Appoggia il gomito del braccio che lavora sul rispettivo interno coscia e distendi il braccio verso il basso.
2. Mantieni il corretto setting scapolare e apri bene il petto. Contrai il core per dare maggiore stabilità al busto.
3. Piega il gomito lentamente per sollevare il manubrio e portarlo davanti a te. Prosegui fino a quando il bicipite non sarà completamente contratto. Sfrutta la coscia come perno per tenere il braccio fermo e usa il core come contrappeso.
4. Contrai bene il bicipite e con controllo ritorna nella posizione iniziale senza perdere il setting.

Consigli

Durante l'esercizio mantieni la spalla del lato che si allena più in basso rispetto al lato opposto. Resisti all'impulso di oscillare e cerca di usare la sola forza del bicipite. Come con tutti i curl con manubri, potresti aver bisogno di supinare le mani quando esegui l'esercizio.

Consigli per colpire i muscoli target:
› Concentrati sul movimento del gomito per rendere più efficace il lavoro del bicipite,
› Evita di oscillare con il busto per isolare il più possibile il distretto target.

BICEP CURL AL CAVO

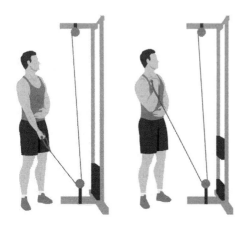

Muscoli coinvolti
I curl al cavo in piedi sono un altro esercizio di modellamento. Essi lavorano tutto il bicipite e, se eseguite un modo unilaterale, permettono di concentrarsi davvero sul singolo muscolo.

Per un ottimo pump, prova a terminare l'allenamento dei bicipiti con un paio di serie di curl con cavo ad alte ripetizioni (15-20).

Esecuzione
1. Per maggiore varietà di allenamento puoi provare i curl per bicipiti in piedi con il cavo. Posiziona la puleggia nella parte inferiore del macchinario e afferra la barra con una presa supina. Appoggia la barra davanti alle tue cosce e piega leggermente le ginocchia.
2. Mantieni il corretto setting scapolare, la schiena in posizione neutra e apri bene il petto. Contrai il core per avere maggiore stabilità.
3. Piega i gomiti per sollevare la barra e avvicinarla al tuo petto. Cerca di restare il più fermo possibile e prosegui il movimento fino a quando i bicipiti non sono completamente contratti.
4. Ritorna lentamente nella posizione iniziale senza perdere il setting.

Consigli
Come con la maggior parte degli esercizi con i cavi, scegli la tecnica piuttosto che il carico.

Questo esercizio è perfetto per sfinire i bicipiti dopo esercizi fondamentali come il bicep curl al bilanciere. Ovviamente puoi anche adottare l'approccio opposto e usarli come esercizio di riscaldamento.

Se li esegui in modo unilaterale, afferra la macchina con la mano libera per avere maggiore sostegno ed evitare compensazioni.

Consigli per colpire i muscoli target:
› Contrai gli addominali per tenere il corpo immobile e isolare il lavoro dei bicipiti,
› Concentrati sul far partire il movimento dal distretto target e cerca di contrarlo il più possibile quando raggiunge il massimo accorciamento.

TRAZIONI PRESA INVERSA

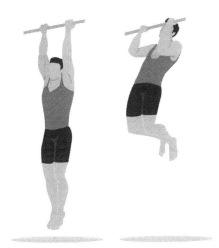

Muscoli coinvolti

La presa inversa fa lavorare principalmente i bicipiti e i dorsali, ma anche gli avambracci e i romboidi partecipano al movimento.

Esecuzione

1. Afferra la sbarra con una presa inversa alla larghezza delle spalle. Distendi le braccia e solleva i piedi da terra.
2. Come per una trazione normale, assicurati di avere il corretto setting scapolare e il petto ben aperto. Contrai bene il core e i glutei per stabilizzare il corpo e limitare possibili oscillazioni.
3. Inspira e piega i gomiti per tirare il corpo verso l'alto fino a quando la sbarra non toccherà circa la metà del petto. Mantieni addominali e glutei contratti e le spalle depresse.
4. Con controllo, distendi nuovamente i gomiti fino a ritornare nella posizione di partenza. Assicurati di non perdere il setting.

Consigli

Nonostante sia una variazione delle normali trazioni, uno dei migliori esercizi per la schiena, la presa stretta scarica la maggior parte della tensione sui bicipiti. Come nelle trazioni regolari, evita di fare oscillare il corpo durante l'esecuzione.

Potrebbe essere necessario sperimentare diverse larghezze di presa per massimizzare la tensione sul bicipite.

Consigli per colpire i muscoli target:
› Concentrati sul movimento dei bicipiti per massimizzare il lavoro del distretto target,
› Cerca di contrarre i bicipiti per uno o due secondi quando raggiungi la porzione superiore del movimento.

8
SCHEDE DI ALLENAMENTO

CREARE LA TUA ROUTINE DI ALLENAMENTO

Costruire la tua routine di allenamento può aiutarti a sviluppare un senso di orgoglio, soprattutto quando inizi a vedere i risultati grazie al tuo allenamento. Eppure, molti finiscono per complicare il processo a causa della quantità quasi infinita di esercizi, stili di allenamento, cardio e programmi tra cui scegliere.

Gli allenamenti dovrebbero essere sviluppati in base all'età, agli obiettivi, ai requisiti nutrizionali, al livello di forma fisica e ad altri fattori. In linea generale gli step da seguire sono i seguenti:

1. DECIDI I TUOI OBIETTIVI

Quando pianifichi il tuo allenamento devi porti un paio di domande importanti: ti stai allenando per un obiettivo sportivo specifico, come correre una maratona entro un anno? Stai cercando di perdere peso e quanto? Stai cercando di costruire muscoli e migliorare la performance?

Un modo semplice per formulare i tuoi obiettivi è utilizzare il metodo SMART che aiuta a garantire che i tuoi obiettivi siano specifici, misurabili, raggiungibili, pertinenti e limitati nel tempo.

> Specifici: cosa voglio ottenere?
> Misurabili: quanti chili voglio perdere/guadagnare?
> Realizzabili: come posso raggiungere questo obiettivo?
> Rilevanti: vale la pena farlo?
> Limitati nel tempo: cosa posso realizzare in 6 settimane? Possono essere giorni, settimane, mesi o anni.

Indipendentemente dai tuoi obiettivi, appuntali da qualche parte perché questi obiettivi sono ciò che ti aiuterà a plasmare il modo in cui costruirai il tuo allenamento.

2. PIANIFICA GLI ALLENAMENTI

Il modo migliore per attenersi a una routine di allenamento è assicurarsi che funzioni in base alle tue esigenze. Se hai un'ora al giorno dopo il lavoro per allenarti, sfruttala. La vita a volte può essere complicata, soprattutto se hai figli, moglie/marito o diversi lavori.

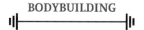

Se riesci a fare solo un paio di allenamenti a casa, allungamento o sessioni di cardio in una settimana, va benissimo.

Indipendentemente da quanto tempo hai, puoi sviluppare un programma in base alla tua routine.

In generale, se farai tre o meno allenamenti a settimana, impostali in stile HIIT o full-body. Se prevedi di allenarti quattro o più volte alla settimana, dividi la split per gruppi muscolari per prevenire infortuni dovuti al sovrallenamento. Ad esempio, le suddivisioni dell'allenamento possono essere: petto/tricipiti, schiena/bicipiti, gambe e spalle.

3. CREA IL TUO PIANO DI ALLENAMENTO

I migliori programmi di allenamento sono quelli che riesci effettivamente a seguire. Le persone tendono a complicare eccessivamente la routine di allenamento e cercano di raggiungere tutti i loro obiettivi nello stesso momento. Ciò rende l'intero processo poco divertente, frustrante e totalmente inutile. Mantieni le cose semplici e attendi i risultati. Se hai appena iniziato, ti consigliamo di concentrarti sul miglioramento dei movimenti multiarticolari nei tuoi allenamenti, essi infatti si traducono in grandi miglioramenti nella resistenza, nella forza muscolare e nell'equilibrio.

Alcuni dei migliori movimenti multiarticolari per ciascuno dei principali gruppi muscolari sono:

> Quadricipiti: squat con bilanciere, affondi, squat con una gamba sola, box jump.
> Glutei e femorali: stacchi da terra con bilanciere, hip thrust, stacchi da terra con gamba tesa, step-up.
> Spinta (petto, spalle e tricipiti): military press, panca piana, pressa inclinata con manubri, flessioni, dips.
> Tirata (schiena, bicipiti e avambracci): trazioni presa inversa, lat machine, rematori a corpo libero, pulley.
> Core (addominali e parte bassa della schiena): crunches, crunches inversi, laterali, sollevamenti delle gambe.

I movimenti di isolamento tendono ad essere movimenti articolari che si concentrano solo su un gruppo muscolare come i quadricipiti. Questi esercizi possono essere inseriti nella parte finale della scheda per creare pump.

Infine trova gli esercizi che funzionano meglio per te e mantienili.

4. DECIDI LE SERIE

Per decidere quante serie e ripetizioni eseguirai per ogni esercizio, dovrai osservare i tuoi obiettivi. Se il tuo obiettivo è concentrarti sulla perdita di peso, gli schemi ad alto numero di ripetizioni come 3 o 4 serie da 15 a 20 ripetizioni funzionano bene. Se vuoi diventare più forte, dovresti invece concentrarti su schemi a basso numero di ripetizioni e serie alte come 6 serie da 3-5 ripetizioni.

Se vuoi aumentare la massa muscolare allora opta per 3 serie da 8-12 ripetizioni.

Tieni presente che quando aumenti il numero di ripetizioni per serie dovrai regolare il peso di conseguenza: se le ripetizioni diminuiscono, il peso dovrebbe aumentare.

5. SCEGLI GLI ESERCIZI

In genere si ha più energia all'inizio dell'allenamento. Ecco perché è meglio eseguire movimenti complessi all'inizio dell'allenamento e movimenti di isolamento verso la fine. A meno che il tuo obiettivo principale non sia quello di rafforzare uno specifico gruppo muscolare. In questo caso può essere utile fare prima esercizi di isolamento per il muscolo target e poi dedicarsi agli esercizi multiarticolari.

Una volta acquisita sicurezza nell'esecuzione dei movimenti di base, varia la tua routine: scegli esercizi diversi o cambia la programmazione in modo da non perdere l'entusiasmo.

6. PROGRAMMA A LUNGO TERMINE

Per continuare a vedere i risultati del tuo programma dovrai iniziare ad apportare modifiche. Il corpo infatti può adattarsi in 10-15 settimane a qualunque stress gli venga applicato. Fortunatamente non devi cambiare tutta la tua routine: puoi cambiare alcuni allenamenti, usare macchinari diversi o semplicemente cambiare lo schema delle ripetizioni.

Ad esempio, invece di eseguire la panca piana ogni settimana come prima, cambiala con una pressa inclinata.

La tua periodizzazione annuale può seguire due modelli: quello tradizionale o quello a ondulazione.

› **Modello tradizionale**

Richiede di apportare modifiche sia al volume che all'intensità nel corso di più mesocicli. Questo modello è più appropriato per i principianti o per la preparazione generale di un atleta.

Questo significa che ci saranno mesi in cui ti concentrerai maggiormente sull'aumentare il volume totale, ovvero più serie e più ripetizioni su base settimanale, e mesi in cui ti concentrerai di più sull'intensità con alte ripetizioni, recuperi brevi e utilizzo di tecniche di intensità.

Alternare questi blocchi ti consentirà di dare sempre stimoli nuovi al tuo corpo e raggiungere i tuoi obiettivi.

› **Modello a ondulazione**

Questo modello è caratterizzato da periodi di formazione più lunghi, minore affidamento sulla supercompensazione e un focus sulla formazione più generale rispetto a quella specifica. Il modello delinea la progressione pianificata nel modo seguente:
Il modello a ondulazione si basa sul concetto secondo cui il tuo corpo ritorna in equilibrio, o omeostasi, di fronte a fattori di stress.

Impostare una periodizzazione ondulata fa sì che i fattori di stress siano continui e quindi il corpo non riesca ad adattarsi completamente a tutti i fattori di stress. Il tutto tenendo comunque conto del necessario recupero.

In questo caso lo stimolo viene variato all'interno di un modello settimanale o giornaliero in cui vengono apportate modifiche al volume o all'intensità. Questo approccio è indicato soprattutto per gli atleti d'élite in quanto li aiuta a evitare il temuto effetto plateau che può verificarsi in atleti ben allenati.

Da un punto di vista pratico, questo modello richiede di alternare all'interno della stessa settimana sedute più focalizzate al volume e sedute più focalizzate all'intensità.

ROUTINE PER PRINCIPIANTI

Le schede per principianti sono split full-body utili ad allenare tutto il corpo e richiedono un aumento progressivo del volume sotto forma di carichi maggiori, aumento del numero di set o del numero totale di ripetizioni.

Potrai personalizzare la tua progressione in base alle tue preferenze tenendo in mente questi fattori.

SPLIT 1
Settimana 1

Esercizio	Set	Ripetizioni
Squat	3	12
Leg curls	3	12
Sollevamento polpacci in piedi	3	15
Panca piana	3	12
Lat machine	3	12
Pushdown tricipiti	3	15
Bicep curl	3	15
Alzate laterali	3	12
Crunches	3	20

Settimana 2
Cerca di aumentare i carichi di ogni esercizio.

Esercizio	Set	Ripetizioni
Squat	3	12
Leg curls	3	12
Sollevamento polpacci in piedi	3	15
Panca piana	3	12
Lat machine	3	12
Pushdown tricipiti	3	15

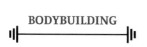

Bicep curl	3	15
Alzate laterali	3	12
Crunches	3	20

Settimana 3

Cerca di aumentare le ripetizioni di ogni esercizio.

Esercizio	Set	Ripetizioni
Squat	3	15
Leg curls	3	15
Sollevamento polpacci in piedi	3	20
Panca piana	3	15
Lat machine	3	15
Pushdown tricipiti	3	20
Bicep curl	3	20
Alzate laterali	3	15
Crunches	3	30

Settimana 4

Cerca di aumentare il volume totale.

Esercizio	Set	Ripetizioni
Squat	4	12
Leg curls	4	12
Sollevamento polpacci in piedi	4	15
Panca piana	4	12
Lat machine	4	12
Pushdown tricipiti	4	15
Bicep curl	4	15
Alzate laterali	4	12
Crunches	4	20

SPLIT 2
Settimana 1

Esercizio	Set	Ripetizioni
Leg press	3	12
Leg curls da seduto	3	12
Sollevamento polpacci da seduto	3	15
Chest-press	3	12
Pulley	3	12
French press	3	15
Bicep curl su panca 45°	3	15
Alzate laterali al cavo	3	12
Crunches inversi	3	20

Settimana 2
Cerca di aumentare i carichi di ogni esercizio.

Esercizio	Set	Ripetizioni
Leg press	3	12
Leg curls da seduto	3	12
Sollevamento polpacci da seduto	3	15
Chest-press	3	12
Pulley	3	12
French press	3	15
Bicep curl su panca 45°	3	15
Alzate laterali al cavo	3	12
Crunches inversi	3	20

Settimana 3
Cerca di aumentare le ripetizioni di ogni esercizio.

Esercizio	Set	Ripetizioni
Leg press	3	15
Leg curls da seduto	3	15
Sollevamento polpacci da seduto	3	20
Chest-press	3	15
Pulley	3	15
French press	3	20
Bicep curl su panca 45°	3	20
Alzate laterali al cavo	3	15
Crunches inversi	3	30

Settimana 4
Cerca di aumentare il volume totale.

Esercizio	Set	Ripetizioni
Leg press	4	12
Leg curls da seduto	4	12
Sollevamento polpacci da seduto	4	15
Chest-press	4	12
Pulley	4	12
French press	4	15
Bicep curl su panca 45°	4	15
Alzate laterali al cavo	4	12
Crunches inversi	4	20

SPLIT 3
Settimana 1

Esercizio	Set	Ripetizioni
Squat	3	12
Stacchi da terra	3	12
Sollevamento polpacci leg-press	3	15
Distensioni su panca piana con manubri	3	12
Trazioni assistite	3	12
Pushdown tricipiti	3	15
Preacher curls	3	15
Alzate frontali	3	12
Crunches con palla medica	3	20

Settimana 2
Cerca di aumentare i carichi di ogni esercizio.

Esercizio	Set	Ripetizioni
Squat	3	12
Stacchi da terra	3	12
Sollevamento polpacci leg-press	3	15
Distensioni su panca piana con manubri	3	12
Trazioni assistite	3	12
Pushdown tricipiti	3	15
Preacher curls	3	15
Alzate frontali	3	12
Crunches con palla medica	3	20

Settimana 3
Cerca di aumentare le ripetizioni di ogni esercizio.

Esercizio	Set	Ripetizioni
Squat	3	15
Stacchi da terra	3	15
Sollevamento polpacci leg-press	3	20
Distensioni su panca piana con manubri	3	15
Trazioni assistite	3	15
Pushdown tricipiti	3	20
Preacher curls	3	20
Alzate frontali	3	15
Crunches con palla medica	3	30

Settimana 4
Cerca di aumentare il volume totale.

Esercizio	Set	Ripetizioni
Squat	4	12
Stacchi da terra	4	12
Sollevamento polpacci leg-press	4	15
Distensioni su panca piana con manubri	4	12
Trazioni assistite	4	12
Pushdown tricipiti	4	15
Preacher curls	4	15
Alzate frontali	4	12
Crunches con palla medica	4	20

ROUTINE PER INTERMEDI

In queste pagine troverai delle idee di split settimanali in cui potrai progredire settimana dopo settimana. La progressione può interessare:
> Aumento del carico,
> Aumento del numero di ripetizioni,
> Aumento delle serie,
> Aumento dell'intensità inserendo superset, triset, ecc.
> Aumento dell'intensità usando tecniche di intensità.

SPLIT 1
Scheda 1 — lunedì e giovedì

Esercizio	Set	Ripetizioni
Panca piana	3	8-12
Chest fly	3	8-12
Trazioni	3	8-12
Rematore unilaterale con manubrio	3	8-12
Bicep curl con bilanciere	3	8-12
Concentration curls	3	9-12
Alzate laterali con manubri	3	15-20
Crunches	3	20
Sollevamento delle gambe	3	20

Scheda 2 — martedì e venerdì

Esercizio	Set	Ripetizioni
Squat	3	8-12
Leg extension	3	8-12
Leg curls	3	8-12
Sollevamento polpacci in piedi	3	15-20
Sollevamento polpacci seduto	3	15-20

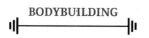

Lento avanti	3	8-12
Alzate frontali	3	8-12
Dips tra panche	3	8-12
French press	3	8-12

SPLIT 2
Scheda 1 — lunedì e giovedì

Esercizio	Set	Ripetizioni
Distensioni su panca a 35°	3	8-12
Chest fly	3	8-12
Tirate con bilanciere	3	8-12
Pulldown	3	8-12
Curl con manubri	3	8-12
Preacher curls	3	8-12
Alzate laterali al cavo	3	15-20
Alzate frontali	3	15-20
Crunches al cavo	3	15-20
Plank	3	15-20

Scheda 2 — martedì e venerdì

Esercizio	Set	Ripetizioni
Leg-press	3	8-12
Hack squat	3	8-12
Leg curl da sdraiato	3	8-12
Sollevamento polpacci leg-press	3	15-20
Sollevamento polpacci seduto	3	15-20
Military press	3	8-12
Rear delt fly	3	8-12

Shrugs con il bilanciere	3	8-12
Estensioni dei tricipiti sdraiato	3	8-12
Estensioni dei tricipiti con manubrio	3	8-12

SPLIT 3
Scheda 1 — lunedì e giovedì

Esercizio	Set	Ripetizioni
Dips	3	8-12
Distensioni su panca con manubri	3	8-12
Military press	3	8-12
Alzate laterali al cavo	3	8-12
Panca piana con presa stretta	3	8-12
Pushdown tricipiti	3	8-12
Alzate laterali con manubri	3	15-20
Sit-up alla sedia romana	3	15-20
Crunches con swiss-ball	3	15-20

Scheda 2 — martedì e venerdì

Esercizio	Set	Ripetizioni
Leg-press	3	8-12
Leg extension	3	8-12
Leg curl seduto	3	8-12
Sollevamento polpacci in piedi	3	8-12
Sollevamento polpacci leg-press	3	15-20
Trazioni	3	8-12
Pulley	3	8-12
Bicep curl su panca 45°	3	8-12
Bicep curl al cavo	3	8-12

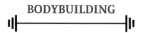

ROUTINE PER AVANZATI

In queste pagine troverai delle idee di split settimanali in cui potrai progredire settimana dopo settimana. La progressione può interessare:
› Aumento del carico,
› Aumento del numero di ripetizioni,
› Aumento delle serie,
› Aumento dell'intensità inserendo superset, triset, ecc.
› Aumento dell'intensità usando tecniche di intensità.

SPLIT 1 (4 ALLENAMENTI A SETTIMANA)
Scheda 1 e 3

Esercizio	Set	Ripetizioni
Panca piana	4	8-12

Superset:
    Distensioni manubri su panca inclinata
    Chest fly su panca inclinata
	3	8-12

Rematore con bilanciere	3	8-12
Set esteso: Lat machine con presa larga	3	8-12 (o cedimento)

Superset pre-esaurimento:
    Preacher curls
    Bicep curls con bilanciere
	3	8-12

Crunches	3	15-20
Crunches inversi	3	15-20

Scheda 2 e 4

Esercizio	Set	Ripetizioni
Squat	3-4	8-12
Drop set ultima serie: Hack squats	3-4	8-12

Esercizio	Set	Ripetizioni
Leg curl sdraiato	3-4	8-12
Sollevamento polpacci in piedi	3-4	15-20
Drop set ultima serie: Leg curl seduto	3-4	15-20

Superset pre-esaurimento:
    Alzate laterali
    Military press
	3-4	8-12

Pushdowns	3-4	8-12

SPLIT 2 (4 ALLENAMENTI A SETTIMANA)
Scheda 1 e 3

Esercizio	Set	Ripetizioni

Superset pre-esaurimento:
    Chest fly
    Panca piana
	3-4	8-12

Dips	3-4	8-12
Rematore con T-bar	3-4	8-12
Drop set ultima serie: Pulley	3-4	8-12
Preacher curls	3-4	8-12
Curls su panca inclinata 45°	3-4	8-12
Russian twist	3-4	15-20

Scheda 2 e 4

Esercizio	Set	Ripetizioni
Stripping ultima serie: Leg press	3-4	8-12
Leg extension	3-4	8-12
Leg curl sdraiato	3-4	8-12

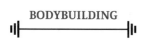

Esercizio	Set	Ripetizioni
Deadlitfs	3-4	8-12

Triset:
    Sollevamento polpacci in piedi
    Sollevamento polpacci seduto
    Sollevamento polpacci leg-press
	3-4	15-20

Lento avanti	3-4	8-12
Alzate laterali	3-4	8-12
Shrugs	3-4	8-12

Superset:
    Estensioni tricipiti sdraiato
    Dips tra panche
	3-4	8-12

SPLIT 3 (6 ALLENAMENTI A SETTIMANA)
Scheda 1 e 4

Esercizio	Set	Ripetizioni
Panca piana	3	8-12
Rest pause: Distensioni con manubri su panca inclinata	3-4	8-12
Dips	3-4	8-12
Trazioni	3-4	8-12

Superset:
    Rematore con T-bar
    Lat machine
	3-4	8-12

Scheda 2 e 5

Esercizio	Set	Ripetizioni
Military press	3-4	8-12
Drop set: Alzate laterali al cavo	3-4	8-12
Pec-deck inverso	3-4	8-12

Esercizio	Set	Ripetizioni
Distensioni tricipiti con manubrio	3-4	8-12

Superse:
   Pushdown tricipiti
   Dips tra panche
	3-4	8-12

Serie 21: Bicep curl	3	21
Concentration curl	3	8-12

Scheda 3 e 6

Esercizio	Set	Ripetizioni
Squat	3-4	8-12
Hack squat	3-4	8-12

Superset:
   Leg extension
   Leg curl sdraiato
	3-4	8-12

Deadlifts	3-4	8-12

Triset:
   Crunches inversi
   Sollevamento gambe alla sbarra
   Russian twist
	3-4	15-20

CONCLUSIONE

Siamo arrivati alla fine di questo viaggio all'interno del mondo del bodybuilding. Speriamo che dopo aver letto queste pagine tu abbia assorbito tutte le informazioni necessarie per costruire il tuo personale percorso all'interno di questo bellissimo sport.

Come abbiamo ribadito più volte in questo libro, il segreto per migliorare si trova nel non smettere mai di leggere e imparare cose nuove. Questo libro, quindi, non deve essere un punto di arrivo, ma piuttosto un punto di partenza per iniziare a sperimentare e scoprire le tecniche, gli esercizi e le routine che più si adattano al tuo stile di vita e ai tuoi obiettivi.

Osservando i bodybuilder intorno a te, restando aggiornato sulle ultime ricerche in questo campo e cercando di migliorare continuamente la tua tecnica, in poco tempo riuscirai ad ottenere ottimi risultati e a diventare più consapevole dei tuoi punti di forza e di quelli più deboli.

Ovviamente, non dimenticare di tenere traccia di tutti i tuoi progressi e dei cambiamenti. Questo significa che dovrai monitorare il tuo peso, le tue circonferenze e, soprattutto, scattarti delle foto per poter osservare i cambiamenti che avverranno nel tuo corpo. Solamente attraverso un'analisi attenta e puntuale sarai in grado di adattare e modificare il tuo programma di allenamento e raggiungere l'obiettivo che ti sei prefissato.

Che tu voglia dimagrire un po', aumentare la circonferenza dei tuoi bicipiti o arrivare a calcare il palco di Mr. Olympia, speriamo che questo libro ti abbia dato la motivazione e gli spunti necessari per raggiungere il tuo scopo.

In bocca al lupo!

Siamo giunti alla fine del libro e speriamo sia stato un viaggio ricco di conoscenze. Scansionando il QR-code sottostante troverai degli articoli che abbiamo selezionato con i quali potrai andare avanti nel tuo percorso verso la perfetta forma fisica. Inoltre, iscrivendoti alla newsletter riceverai in regalo solo per te le schede di allenamento aggiuntive.

In questo libro abbiamo voluto proporti un metodo di allenamento diverso dal solito, adatto ai principianti come alle persone più allenate.

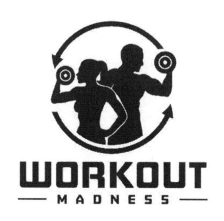

Workout Madness è un progetto editoriale made in Italy specializzato in pubblicazioni per l'attività fisica e lo sport. Workout Madness ha l'obiettivo primario di fornire a studenti, allenatori, tecnici, atleti, insegnanti, una vasta serie di manuali pratici di semplice lettura e uso, che non tralasciano mai anche le basi teoriche a fondamento di ogni disciplina. La collana editoriale dedicata alle varie discipline sportive quali Calisthenics, allenamento a corpo libero, bodybuilding, si rivolge a chiunque sia convinto di poter migliorare la qualità della propria vita attraverso l'esercizio dell'attività fisica, supportato dalla conoscenza di tutti i meccanismi, dai più semplici ai più complessi.

La validità tecnica di ogni pubblicazione è avvalorata dalla possibilità di poter contare sulla collaborazione dei professionisti certificati che ruotano attorno alla Workout Madness: un team di straordinario valore che continua a formarsi giorno dopo giorno nonostante l'esperienza pluriennale in campo sportivo.

Affidabilità, passione, cura dei dettagli è ciò che troverai all'interno di Workout Madness: ogni libro è frutto del sudore di chi non si arrende mai e che vuole aiutare i suoi lettori a perfezionare il proprio corpo con un metodo all'avanguardia differente da quelli classici.

Printed by Amazon Italia Logistica S.r.l.
Torrazza Piemonte (TO), Italy

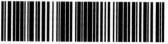